Albert Padval

Düfte und Aromatherapie

Kostbarkeiten für Körper, Geist und Seele

ECON Taschenbuch Verlag

Veröffentlicht im ECON Taschenbuch Verlag

Originalausgabe

© 1996 by ECON Verlag GmbH, Düsseldorf

Umschlaggestaltung: KKK, Köln
Die Ratschläge in diesem Buch sind von Autor und Verlag sorgfältig erwogen und geprüft; dennoch kann eine Garantie nicht übernommen werden. Eine Haftung des Autors bzw. des Verlages und seiner Beauftragten für Personen-, Sach- und Vermögensschäden ist ausgeschlossen.
Lektorat: Heike Neumann
Gesetzt aus der Rotis Serif/Rotis Sans Serif
Satz: Alinea GmbH, München
Druck und Bindearbeiten: Ebner Ulm
Printed in Germany
ISBN 3-612-19005-9

Inhaltsverzeichnis

Was duftet denn da?

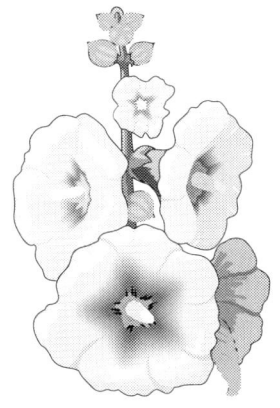

Schon der Embryo im Mutter-
leib lernt Aromen kennen. Was
die Mutter ißt, enthält vielerlei
Aromen, die dem später
geborenen Wesen bedeuten,
wie es in der Heimat duftet.
Nach der Geburt lernt es den
Duft der Mutter kennen, den es
unter Tausenden anderen Düften herausfinden kann. Später
lernt es den Duft des Hauses,
der Landschaft kennen und den
Duft der Stadt, in der es auf-
wächst. Diese Dufterlebnisse sind prägend. Sie bestimmen,
wo sich der Mensch heimisch fühlt.

Selbst mit verbundenen Augen könnten auch Sie herausfinden, ob Sie sich in der Schule befinden, die Sie als Kind be-
sucht haben, oder ob es genau der Teddybär ist, mit dem Sie
immer gespielt haben.

Düfte sind ein bedeutsamer Sinnesreiz, der uns meist unbe-
wußt leitet. Düfte gibt es überall und immer. Es beginnt
morgens mit der Zahnpasta und dem Gesichtswasser. Selbst
das Wasser in Ihrem Heim hat seinen spezifischen Duft. In
einer anderen Stadt mag es anders riechen.

Nun kommt der morgendliche Tee oder Kaffee, dann das
Frühstück – alles hat seinen charakteristischen Duft, ohne
den Sie das morgendliche Ritual nicht genießen könnten. Es
gibt Ihnen ein behagliches Gefühl der Gewohnheit und der
Sicherheit.

Draußen vor der Tür empfängt Sie der meist gleichbleibende

Duft Ihrer Umgebung. Doch heute kann der Winter vorbei und die Luft erfüllt sein vom Duft des Frühlings. Der Frühlingsduft ist ein ganz besonderer, der Sie sofort lebendiger und aktiver macht. Sie werden bemerken, daß Sie alles viel positiver und freundlicher betrachten und auch Ihre Mitmenschen als besser gelaunt und vielleicht sogar attraktiver empfinden. So stark kann ein Duft Ihr gesamtes Fühlen und Denken beeinflussen.

Sie kennen sicher auch das Gegenteil: An einem bestimmten Tag des Spätsommers ist die Luft von Düften erfüllt, die Ihnen sagen, daß genau an diesem Tag der Sommer vorbei ist. Es riecht nach Herbst. Dementsprechend werden sich Ihre Stimmung, Ihr Antrieb und auch Ihr Denken verändern.

Wer nicht riechen kann – sei es dauernd oder gelegentlich aufgrund einer Erkältung –, weiß, wie sehr unsere Ernährung und der Genuß des Essens und Trinkens vom Duft abhängig sind. Ein Kaffee ohne Duft? Ein Wein ohne Duft? Ein Apfel ohne Duft? Der Duft macht den Genuß! Er läßt die Verdauung bereits beginnen, bevor Sie in den Apfel gebissen haben. Denken Sie an die appetitanregende Wirkung des Kochens: Zahlreiche Aromen werden beim Zubereiten von Speisen freigesetzt und steigern Ihre Lust am Essen. Die Nahrungsmittelindustrie, die Fertiggerichte anbietet, hat sie allesamt kräftig mit den Aromen zubereitet, die Ihnen Frische und Gehalt vorgaukeln – allerdings meist mit synthetischen Mitteln.

Selbst in der Boutique duftet die Bekleidung verführerisch, vielleicht steht sogar ein Duftgerät irgendwo und läßt Sie genau in diesem Laden lieber kaufen und länger verweilen.

Im Zusammenleben mit Menschen entscheidet der Körpergeruch ganz wesentlich, ob Sie jemanden attraktiv oder unsympathisch finden. Ist es nicht das dezente Parfüm, das markante Rasierwasser, das uns einen Hauch einer besonderen Ausstrahlung gibt? Derselbe Duft kann natürlich auch Sie tagsüber in eine andere Stimmung versetzen.

Im intimen Bereich steuert Duft unser sexuelles Verlangen ebenso. Eine Frau strahlt während des Eisprungs einen anderen Duft aus als danach. Und sollte sie sich nicht übermäßig mit Parfüm eingehüllt haben, wird ihr Partner durch diesen ganz individuellen Duft angeregt. Der sexuelle Akt wäre nur halb so sinnlich, wenn Sie nichts riechen würden.

Im zwischenmenschlichen Bereich spielen Körperdüfte manchmal eine weit größere Rolle, als wir allgemein annehmen. Wer einen scharfen, stechenden Körperduft hat, mag noch so attraktiv aussehen und sich freundlich verhalten und findet doch selten jemand, der ihn sympathisch findet. Je näher wir uns kommen, je dichter gedrängt wir zusammenarbeiten, desto intensiver kann ein Körperduft Akzeptanz oder Ablehnung bestimmen.

Die Pflanzenwelt bedient sich des Duftes als Informationsträger. Insekten besuchen Blüten, durch den Duft angelockt, um sie zu bestäuben. Schädlinge werden abgewehrt, andere Pflanzen am Wachsen in der Nähe abgehalten, und untereinander können sie durch den Duft mitteilen, wie es ihnen geht. Werden sie von Schädlingen befallen, können sich weit entfernt wachsende Pflanzen der gleichen Art warnende Botschaften senden.

Den Duft der Pflanzen haben Menschen schon seit allen Zeiten geschätzt und geachtet. Es waren nicht erst die Griechen der Antike, die angeblich die Destillation weiterentwickelten und damit die häufigste Methode, Duftstoffe zu gewinnen, der Nachwelt schenkten. Bereits vorher hat man in Schriften aus Ägypten, Indien und China Hinweise auf die Gewinnung und Nutzung von Düften gefunden. Pharaonen gab man Duftgefäße in die Grabstätten. Schließlich weiß man ja nie, wie es auf der anderen Seite riecht …

Wo es gut duftet, lassen sich die Götter nieder, sagten die
Griechen. Ein Tag ohne guten Duft ist ein verlorener Tag,
soll ein Römer gesagt haben. Der Gebrauch von duftenden
Harzen, Extrakten, Ölen und Fetten zur Heilung von Körper,
Geist und Seele oder das Räuchern bei spirituellen Ritualen
findet sich in der Geschichte aller Völker.

Heute beginnen wir wieder – nach einer langen Zeit der
Mißachtung der Natur –, uns nach dem umzusehen, was so
nah liegt: Die Pflanze neben uns, der Baum am Waldrand,
das Kraut im Garten. In ihnen stecken die vielfältigsten
Wirkstoffe, die uns helfen können.
Diese Duftstoffe der Pflanzen werden allgemein als ätherische Öle bezeichnet. Sie werden durch verschiedenste Verfahren den Pflanzen entzogen, und heute steht uns eine
große Auswahl von Düften zur Verfügung. Was allgemein
als Aromatherapie bezeichnet wird, ist jedoch nicht immer
im klassischen Sinne eine echte Therapie.
Einen Geruch zu *genießen* – so beispielsweise in der Duftlampe – ist nicht zwangsläufig eine therapeutische Anwendung. Ist die Duftkomposition aber gezielt ausgewählt, um
nervlich zu beruhigen, die Atmung anzuregen, die Kreativität anzuregen, dann kann schon von Therapie gesprochen
werden.

Wir wirken diese Düfte auf den Menschen?
Über den Riechsinn empfangen wir die Informationen der
Pflanzen, die vom Gehirn dechiffriert werden. Sie können
das Nervensystem anregen oder beruhigen, Muskeln an-
spannen oder entspannen, Bereiche des Gehirnes aktivieren
oder sedieren oder die Gehirnhemisphären ausgleichen, sie
beeinflussen das Hormonsystem, die Aktivität von Organen
und wirken allgemein belebend.
Im mentalen Bereich können sie kreativitätsfördernd, kon-

zentrationsfördernd, geistig klärend, mental beruhigend, intuitionsfördernd wirken. Sie regen je nach Duft die rechte,
die linke Hemisphäre an oder aktivieren das Zwischenhirn,
das Tor zum Unbewußten.

Auf der psychischen Ebene können von vielen Düften durch
Veränderungen des Hormonhaushalts, insbesondere durch
Einfluß auf die sogenannten Neurotransmitter, körperliche
Entspannung oder Anregung, Steigerung des Antriebs und
tiefgehende Stimmungsveränderungen und Gefühle ausge-
löst werden. Sie wirken antidepressiv, stimmungserhellend,
angstlösend, ausgleichend bei Melancholie, antriebsför-
dernd, beruhigend, aggressionshemmend.

Wir wollen auch nicht die erotisierenden Wirkungen vieler
Düfte vergessen, die durch Hormonausschüttungen ausge-
löst werden können. (Jeder Duft hat seine speziellen Wirkungen, die Sie später bei der Beschreibung der ätherischen
Öle finden werden.)

Überdies kann Ihre Energie im Körper durch den Duft ge-
steuert werden. Generell durch
- spritzige, frische Düfte wird sie in den Kopfbereich ge-
  lenkt (konzentrationsfördernd, geistig klärend)
- blütige, warme Düfte in den Herzbereich (sensibilisierend,
  herzöffnend)
- krautige, frische Düfte in den Rumpf (körperlich anregend, verdauungsanregend, stimulierend)
- harzige, holzige, schwere Düfte in den Unterleib (stabilisierend, erdend, stärkend).

Allein diese Betrachtung zeigt Ihnen eine Fülle von Möglichkeiten, wie Sie Ihr Befinden durch Düfte beeinflussen
können, ohne einen bestimmten therapeutischen Nutzen er-
zielen zu wollen.

Düfte können auch Ihre anderen Wahrnehmungen beein-

flussen. So können Sie Ihnen Wärme schenken (Zimt) oder
Kühle vermitteln (Minze). Ein Raum, der mit ätherischen
Ölen beduftet ist, kann als weiter oder als enger empfunden
werden. Und ein Duft, welcher der Farbe Rot zugeordnet ist,
kann Ihnen das Farbempfinden von Rot vermitteln (stimulierend), wohingegen ein »blaues« Öl beruhigt.

Mit vielen Düften verbinden wir aufgrund unserer Erfahrungen Zustände, Gegenden, Erlebnisse, Speisen, Getränke usw.
Die durch Düfte entstehenden Assoziationen können als einer der wichtigsten Auslöser späterer Wirkungen gesehen
werden.
Woran denken Sie bei Zimt? Weihnachten! Woran denken
Sie bei Orange? Vielleicht wie die meisten Nordeuropäer an
Sonne, Wärme, Urlaub, Spanien – also an angenehme Zustände, und dementsprechend wird sich automatisch auch
Ihr Befinden verändern. Doch riechen Sie Zitrone, dann denken Sie an Reinheit, Sauberkeit und Gesundheit. So werden
Sie einen Raum, der nach Zitrone duftet, als sauberer, reiner
und gesünder empfinden, ja sogar die Menschen darin als
gesünder, klarer und positiver.
Welche Farben den Düften zugeordnet werden und welche
Assoziationen am häufigsten sind, zeigt Ihnen eine Übersicht auf den Seiten 19–61.

Da ätherische Öle antiseptisch sind, können Sie bei der Anwendung in Form der Raumbeduftung über Duftlampen,
Zerstäuber, Duftventilatoren etc. eine willkommene Reinigung der Raumluft bewirken. Schon Konfuzius empfahl bei
Epidemien das Ausräuchern. Und in den Zeiten der Pest in
Mitteleuropa wurden Hölzer und Kräuter verbrannt.
Heute können Sie das Raumklima durch ätherische Öle erheblich verbessern: Es duftet nicht nur gut, es ist nicht nur
wärmer, es fühlt sich nicht nur sonniger, heller an, sondern

die Keime in der Atemluft werden auch noch drastisch reduziert.

Wenn Sie sich vorstellen, daß sich in einem Kubikmeter Waldluft nur 5 Mikrobenkeime befinden, in einer Stadtwohnung jedoch 20000 und dazu auf dem Teppichboden 9 Millionen, dann dürfte Sie interessieren, daß ätherische Öle hier sehr nachhaltig eingreifen können.
Bei einem Versuch wurde die Wirksamkeit von Fichtennadelöl getestet. Mit einem Zerstäuber wurde das Öl versprüht, und nach 30 Minuten wurden nur noch 4 der ursprünglich 210 verschiedenen Bakterien gefunden. Alle Schimmelpilze (denken Sie bitte an Ihre Naßbereiche in Bad und Küche!) und Staphylokokken waren vernichtet. Also: Ätherische Öle können weit mehr als nur duften …
Machen Sie einen Spaziergang durch Orangenhaine, durch den Zedernwald, wandeln Sie unter Zypressen, genießen Sie das Lavendelfeld, tauchen Sie Ihre Nase in duftende Rosen – und das alles bei Ihnen daheim im Wohnzimmer oder an Ihrem Arbeitsplatz!

Bei der äußerlichen Anwendung ätherischer Öle ist die exzellente hautpflegerische und regenerierende Wirkung vieler Duftstoffe an erster Stelle zu nennen. Insbesondere die Blütenöle haben es dem Gesicht des Menschen angetan, denn die Blüte ist nun einmal das »Gesicht« der Pflanze.
Dadurch, daß die Öle leicht in die Haut eindringen können, vermögen sie den Stoffwechsel der Haut zu beeinflussen. Schlacken und Schadstoffe werden schneller ausgeschwemmt, die Hautfunktionen reguliert, die Zellerneuerung angeregt, die Durchblutung gesteigert.
Die antiseptische, entzündungshemmende und wundheilende Wirkung vieler Öle (insbesondere Teebaum) ist nicht nur unter den Verbrauchern bekannt. Am Beispiel Teebaumöl

kann gesehen werden, wie nun auch Krankenhäuser auf die natürlichen Mittel zurückgreifen, die keine Nebenwirkungen zeigen und vom Körper rückstandlos abgebaut werden können.
Ätherische Öle sind ein ideales Mittel für die Pflege und Heilung von Haut und Haar. Sie können in Bädern, Lotions, Massagen, Haarwässern, Cremes, Hautölen eingesetzt werden.

Die Heilwirkungen der ätherischen Öle sind uns nicht erst seit den letzten zehn Jahren bekannt, da die Aromatherapie stetig an Anerkennung und Verbreitung gewann. Das Einreiben, das Inhalieren, das Massieren, die Kompresse, das Heilbad mit Pflanzenextrakten – alles sind seit Jahrhunderten bekannte und praktizierte Maßnahmen.
Auf dem Weg durch die Haut gelangt das Öl bei den Anwendungen durch Massage, Einreibung, Kompressen und Bäder in die Blutbahn und gelangt so zu allen Organen des Körpers. Je öfter die Anwendung gemacht wird, desto nachhaltiger wird die harmonisierende oder heilende Wirkung sein. Über Lunge und Urin wird das nicht verwertete Öl schließlich ausgeschieden.
Viele ätherische Öle haben nicht nur antiseptische, sondern auch bakteriostatische und antivirale Wirkungen. Hier sind Myrte, Teebaum und Angelikawurzel zu nennen. Sie greifen in entzündliche und infektiöse Prozesse ein. So helfen sie Ihrem Körper, seine Selbstheilungskräfte zu steigern.
Ätherische Öle haben zwar keine Hormone, können aber hormonanregend und gleichwohl hormonähnlich wirken. So können Hormondefizite oder eine Hormonüberproduktion ausgeglichen werden. Orangenöl beispielsweise findet seinen Einsatz bei Hormonstörungen, die von einer Störung der Hypophyse verursacht werden. Fenchelöl, dessen Inhaltsstoffe östrogenartig sind, kann beim Klimakterium wertvoll sein. Die krampflösende und schmerzstillende Wirkung von

Ölen wie Muskatellersalbei, Lavendel oder Rose kann durch eine einfache, von jedem durchführbare äußere Anwendung eingeleitet werden. Manche Öle regen den Blutkreislauf an, andere steigern den Blutdruck (Rosmarin) und wiederum andere Öle senken diesen (Muskatellersalbei).

Bei allen äußerlichen Anwendungen kommen mehrere Effekte zum Tragen: die Stimulation durch den Duft, die Wirkung auf Haut, Haar, Gewebe, Muskulatur und die verschiedenartigsten Einflüsse auf Organe und System des Körpers.

Ätherische Öle – Eine kurze Einführung

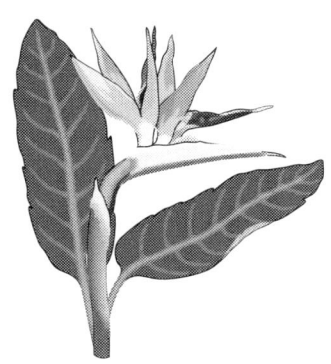

Ätherische Öle finden sich in allen Pflanzen. Man nennt sie auch pflanzliche Hormone. Das, was sich in den Blättern, Rinden, Wurzeln, Stengeln, Nadeln an natürlichen Duftstoffen findet, nennt der Fachmann nicht nur ätherische Öle, sondern auch Harze, Balsame, Resinoide und aufgrund des Gewinnungsverfahrens »Absolues«.

Im allgemeinen werden aber alle natürlichen Düfte, die Sie kaufen können, als ätherische Öle bezeichnet. Bedeutsam ist hier, daß »Absolues« und alle Harze, die mit Alkohol gestreckt sind, auf keinen Fall zur innerlichen Anwendung genommen werden können, da sie Rückstände der Lösungsmittel (meist Alkohol) enthalten!

Wie ätherische Öle gewonnen werden

Je nach Pflanze und Beschaffenheit des ätherischen Öls gibt es verschiedene Methoden, sie schonend und preiswert zu gewinnen.

Fruchtschalen werden gepreßt. So erhält man die Öle von Bergamotte, Limette, Mandarine, Orange, Pampelmuse, Tangerine und Zitrone. Diese Öle nennt der Spezialist eigentlich Essenzen. Sie sind besonders rein (da nicht durch Lösungsmittel verunreinigt oder durch Hitze und Wasser behandelt) und die preiswertesten Düfte, die Sie kaufen können.

Durch Destillation werden die meisten ätherischen Öle gewonnen. Hier werden die Pflanzen genommen, die relativ viel ätherische Öle besitzen (zwischen 1 % und 5 %) oder deren Düfte durch dieses Verfahren nicht zerstört werden. Das Wasser, das zur Destillation genommen wird, können Sie von einigen wenigen Pflanzen als »Hydrolate« erhalten. Sie erfahren darüber im Anschluß an die ätherischen Öle mehr. Tatsache ist, daß die ätherischen Öle während dieses Destillationsprozesses einige Inhaltsstoffe oder Teile davon an das Wasser abgeben und daher im strengen Sinne nicht originale ätherische Öle sind. Dennoch: Ihrer Wirkung tut dies keinen Abbruch.

Die nächste Möglichkeit ist die Extraktion, das Auflösen der Pflanze in Lösungsmitteln mit späterem Filtern zum Trennen von ätherischem Öl, Pflanzenmaterial und Wachsen. Das Produkt wird als »Absolue« oder absolutes Öl bezeichnet. Absolues sind sehr duftintensiv, und somit brauchen Sie von diesen Düften nur geringste Mengen in jeglichen Anwendungen. Absolues sind, da sie keine Veränderung durch die Destillation erfahren, also noch vollständig und authentisch, also vollkommen. Sie wirken wesentlich stärker auf die Psyche als destillierte ätherische Öle. Es ist schon ein großer Unterschied zwischen einer destillierten Rose (ätherisches Öl) und einer extrahierten Rose (Absolue)! Nicht nur beim Preis – auch bei seiner psychischen Wirkung, beispielsweise im Fall von depressiven Zuständen.

Resinoide, d. h. ätherische Harze, werden gewonnen durch eine Kombination von der Extraktion mit Lösungsmittel und anschließender Destillation, um die Lösungsmittel wieder abzuziehen. Resinoide sollen auf gar keinen Fall eingenommen werden, da sich kleinste Mengen ihrer Inhaltsstoffe möglicherweise in den Zellen ablagern und nicht mehr ausgeschieden werden können!

Wirkungen

Alle ätherischen Öle wirken antiseptisch. Wenn sie besonders antiseptisch wirken, ist dies bei den nachfolgend genannten Ölen angegeben. Bei jeglicher Anwendung gilt, daß der Duft erst einmal stimulierend, d. h. anregend wirkt. Erst nach einer individuell unterschiedlichen Zeitspanne tritt eine beruhigende oder entspannende Wirkung ein. Ein fremder oder neuer Duft in einer bisher gewohnten Umgebung verursacht, daß Sie bewußter werden. So können Düfte zur bewußteren Lebensweise beitragen.

Die meisten ätherischen Öle – besonders die Blütenöle – haben hautpflegende bzw. zellerneuernde Wirkungen. Sie wirken sich besonders durch Körperöle, Bodylotions und Aromabäder aus, zu deren Herstellung oder Zubereitung wir später noch kommen.

Da ätherische Öle in die Haut eindringen können, regen sie den Stoffwechsel und die Funktionen der Haut an. Danach gelangen sie in den Blutkreislauf und werden durch den ganzen Körper transportiert. So können ätherische Öle auf die verschiedensten Organe oder Systeme des Körpers (Blutkreislauf, Lymphe, Nervensystem, Verdauungssystem etc.) wirken, bis sie nach spätestens 2 Stunden den Körper über den Urin oder den Atem wieder verlassen. Was der Körper braucht, hat er sich von den Inhaltsstoffen der ätherischen Öle genommen.

Innerhalb des Körpers können die ätherischen Öle die Funktionen von Zellen durch die ihnen innewohnende Information beeinflussen, und dadurch wird die eigentliche Harmonisierung, Stimulation oder Beruhigung erzielt. So können ätherische Öle schmerzlindernd oder gar -hemmend wirken, weil sie im Gehirn in der Region, die für den Schmerz zuständig ist, diese für den Empfang von Schmerzsignalen blockieren. Im Gehirn, das ja alle Funktionen unseres Körpers steuert, können aber auch Verstandesaktivitäten und Gefühle durch die Stoffe der ätherischen Öle beeinflußt werden. Sie werden mit dem Blut ins Gehirn transportiert und regen dort Nervenzellen an oder verhindern, daß Signale innerhalb des Gehirns weitergeleitet werden. So kommt es zu Zuständen, die wir mit Konzentration, Kreativität oder Bewußtheit bezeichnen. Darüber hinaus können die ätherischen Öle die Hormonproduktion und Neurotransmitter (hormonähnliche Informationsträger) bestimmen.

Und schließlich werden wir Menschen ja auch durch eine der wichtigsten Quellen der ständigen Veränderungen unserer Zustände – ob körperlich, geistig oder psychisch – beeinflußt: die Schwingungen. Ist das ätherische Öl erst einmal in den Körper gelangt, kann es über lange Zeit, auch wenn es bereits wieder ausgeschieden ist, unsere Schwingung bestimmen. Am nachhaltigsten ist dies bei den psychischen Veränderungen durch ätherische Öle zu beobachten. Dies umfangreicher zu erörtern würde den Rahmen dieses Buches bei weitem sprengen.

Bevor wir uns den vielen ätherischen Ölen zuwenden, kann die folgende Klassifizierung hilfreich sein, um sich zurechtzufinden. Die Signatur eines ätherischen Öles verhilft Ihnen, sich einen ersten, umfassenden Überblick zu schaffen. Dann können die Öle in Gruppen zusammengefaßt werden, um Öle mit gleichen Wirkungen erkennen und nutzen zu können.

Die Signatur eines ätherischen Öls leitet sich ab aus
Art der Pflanze
Teil der Planze
Temperaturempfinden
Farbempfinden
Temperament/Stimmungsbild
Duftebene
Assoziationen
Hauptwirkungen (Körper/Geist/Psyche)

Klasse 1

Zitrusfrüchte (Fruchtschalen)
Merkmal/Wirkung: entspannend, ausdehnend, krampflö-
send, stimmungserhellend, antidepressiv, kreativitätsanre-
gend, harmonisierend, appetitanregend, hautpflegend.
Assoziationen: Wärme, Sonne, Sommer, Urlaub, Früchte …
Farbenentsprechung: Sattes Gelb, orange, orangerot.
Duftebene: Kopf-Herznote, schnell verflüchtigend.
Pflanzenbeispiele: Blutorange, Orange, Mandarine, Berga-
motte, Pampelmuse/Grapefruit, Limette.
Ausnahme: Zitrone – anspannend, zusammenziehend, men-
tal anregend, körperlich stärkend, reinigend, sehr helles
Gelb.

Klasse 2

Blätter, Stengel, Gräser (verschiedenster Pflanzen)
Merkmal/Wirkung: körperlich stärkend, körperlich anregend,
krampflösend, beruhigend, stoffwechselfördernd, regenerie-
rend, entzündungshemmend, infektionshemmend, meist
stark antiseptisch, pilztötend, mental anregend, nervenstärkend, wundheilend, hautheilend.
Assoziationen: arzneimittelartig, kühl, krautig, Heilung,
Krankheit.

Farbentsprechung: grün, blau.
Duftnote: mittel bis schnell verflüchtigend, alle Duftnoten, meist Kopfnote.
Pflanzenbeispiele: Basilikum, Thymian, Rosmarin, Muskatellersalbei, Pfefferminze, Schafgarbe, Kümmel, Kamille, Lemongras, Citronella, Litsea, Bohnenkraut, Cajeput, Eukalyptus, Teebaum.

Klasse 3

Samen, Beeren, Früchte (meist von Gewürzen)
Merkmal/Wirkung: körperlich anregend, stoffwechselfördernd, tonisierend, wärmend, durchblutungsfördernd, lymphanregend.
Assoziationen: orientalisch, Gewürz, Wärme, Stärke.
Farbentsprechung: Sattes Grün bis braunrot.
Duftnote: schnell verflüchtigend, Kopf-Herznote.
Pflanzenbeispiele: Anis, Koriander, Kardamom, Wacholder, Fenchel, Zypresse.

Klasse 4

Blüten (auch mit Stengeln und Blättern)
Merkmal/Wirkung: beruhigend, entspannend, harmonisierend, antidepressiv, angstlösend, intuitionsfördernd, gehirnhemisphärenausgleichend, kreativitätsanregend, sensibilisierend, hautpflegend, hautregenerierend, erotisierend.
Assoziationen: Freude, Liebe, Harmonie, Blume, Geborgenheit.
Farbentsprechung: Sattes Rot, gelb, blau.
Duftnote: langsam verflüchtigend, Herznote bis Fußnote
Pflanzenbeispiele: Lavendel, Rose, Jasmin, Geranie, Ylang-Ylang.

Klasse 5

Hölzer, Resinoide, Balsame, Wurzeln

Merkmal/Wirkung: beruhigend, entspannend, zentrierend, erdend, kreativitätsanregend, intuitionsfördernd, gehirnhemisphärenausgleichend, angstlösend, antidepressiv, psychisch stärkend, hautpflegend.

Assoziationen: Halt, Stärke, Erdhaftigkeit, Geborgenheit, Waldboden.

Farbentsprechung: Braun bis schwarz.

Duftnote: langsam verflüchtigend, Fußnote.

Pflanzenbeispiele: Angelikawurzel, Benzoe, Zeder, Sandelholz, Weihrauch, Vetiver.

Die ätherischen Öle:
Von Angelikawurzel bis Zypresse

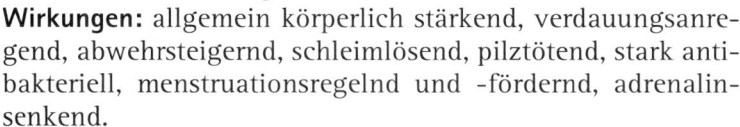

Angelikawurzel (Angelica archangelica)
Herkunft: Europa, Südosteuropa.
Gewinnung: Destillation aus den Wurzeln.
Konsistenz/Farbe: dickflüssig, gelblich.
Duftcharakter: krautig, herb, süßlich.
Wirkungen: allgemein körperlich stärkend, verdauungsanregend, abwehrsteigernd, schleimlösend, pilztötend, stark antibakteriell, menstruationsregelnd und -fördernd, adrenalinsenkend.
Anwendungen: körperliche Schwäche, schwaches Immunsystem, schmerzhafte Verdauungsstörungen, sämtliche Infektionskrankheiten, Menstruationsstörungen, träge Leberunterfunktion, starke Nervosität, Rheuma, Aggressivität, Instabilität, Aufregung, Schockzustände.
Einschränkungen: Photosensibilisierend bei starker UV-Strahlung in Hautölen.

Anis (Pimpinella anisi)
Herkunft: Italien, Spanien, Polen, Rußland.
Gewinnung: Destillation der Samen.
Konsistenz/Farbe: dünnflüssig, gelblich.
Duftcharakter: würzig, süß.
Wirkungen: körperlich anregend, krampflösend, magenwirksam.
Anwendungen: Migräne, Schwindel, schmerzhafte Verdauungsstörungen, Blähungen, Erbrechen, schwache Milchproduktion, Alpträume.
Einschränkungen: Hochdosierter Duft des Öls kann narkotisieren. Bei Schwangerschaft gering dosieren.

Basilikum (Ocimum basilicum)
Herkunft: Südeuropa, Ungarn, Marokko, Thailand, Seychellen, Madagaskar, Komoren.
Gewinnung: Destillation der Blätter und Blüten der Pflanze.
Konsistenz/Farbe: dünnflüssig, klar.
Duftcharakter: würzig, anisartig, minzig, süßlich, aromatisch.
Wirkungen: krampflösend, tonisierend, nervenstärkend, verdauungsanregend, menstruationsfördernd, schleimlösend, entspannend.
Anwendungen: Bronchitis, Keuchhusten, Erkältung, grippale Infekte, schmerzhafte Verdauungsstörungen, Übelkeit, Erbrechen, Nervosität, Nervenschwäche, Schlaflosigkeit, unreine Haut, schlaffe Haut, geistige Erschöpfung, Verwirrung, Depression, Angstzustände.
Einschränkungen: Irritiert sensitive Haut. Bei Schwangerschaft gering dosieren. Nicht empfohlen bei Epilepsie.

Bay (Pimente racemosa, acris)
Herkunft: Karibik.
Gewinnung: Destillation der Blätter des Baumes.
Konsistenz/Farbe: dünnflüssig, klar.
Duftcharakter: würzig, nelkenartig.
Wirkungen: nervenberuhigend, haarwirksam.
Anwendungen: Atemwegsinfektionen, Erkältung, Unruhe, Nervosität, Aphten, Haarausfall, Kopfjucken, Schuppen.
Einschränkungen: Bei Schwangerschaft gering dosieren. Photosensibilisierend bei starker UV-Strahlung.

Benzoe (Styrax benzoin, tonkinensis)
Herkunft: Vietnam, Laos, Thailand, Sumatra.
Gewinnung: Extraktion aus dem Harz des Baumes.
Konsistenz/Farbe: dickflüssig, gelblich.
Duftcharakter: balsamisch, süß.

Wirkungen: schleimlösend, entzündungshemmend, herzstärkend, krampflösend, harntreibend, beruhigend, schlaf-
fördernd.
Anwendungen: Erkältung, Bronchitis, Asthma, Halsentzündung, Erkältung der Harnwege, Infektionen der Geschlechtsorgane, Koliken, Bluthochdruck, Gicht, Arthritis, Gonorrhöe,
Leukorrhöe, Nervenreizung, Schlaflosigkeit, Streß, Wundheilung, Hautreizung, Entzündungen, Geschwüre (äußerliche),
trockene, spröde Haut, Körpergeruch, emotionale Erschöpfung, Aufregung, Trauer, nervöse Depression, Anspannung,
Reizbarkeit.
Einschränkungen: Eignet sich nicht für Duftzerstäuber, löst
sich schwer in Zubereitungen auf.

Bergamotte (Citrus bergamia Risso)
Herkunft: Kalabrien/Italien, Kalifornien, Südwestafrika, Spanien.
Gewinnung: Pressen der Schale einer Bitterorange (Berga-
mottebirne).
Konsistenz/Farbe: dünnflüssig, gelb-grünlich.
Duftcharakter: frisch, spritzig, süßlich.
Wirkungen: schmerzlindernd, nervenberuhigend und -an-
regend (je nach Verfassung), krampflösend, verdauungsfördernd, schleimlösend, wundheilend, antidepressiv, stimmungserhellend, stark antiseptisch, desodorierend, adstringierend, hautpflegend.
Anwendungen: Infektionen der Atemwege, Angina, Mandel-
entzündung, Mundentzündungen, schmerzhafte Verdauungsstörungen, Koliken, Blähungen, Harnwegsinfektionen,
Fieber, Gonorrhöe, Leukorrhöe, Herpes, Gürtelrose, Vaginalinfektion, Würmer, nervöse Spannungen, Streß, Schlaflosigkeit, Mundgeruch, starker Körpergeruch, Hautpflege, fettige
Haut, fettiges Haar, ölige Seborrhöe, Abszeß, Akne, Ekzem,
Krätze, Geschwüre (äußerliche), Wundheilung, Schuppen-

flechte, geistige Erschöpfung, Konzentrationsschwäche, Depressionen, Angstzustände, mangelnder Antrieb, Winter-Dunkelheitsdepression.

Einschränkungen: Photosensibilisierend bei starker UV-Strahlung.

Bohnenkraut (Satureja montana, hortensis)
Herkunft: Europa, Marokko.
Gewinnung: Destillation des Krautes.
Konsistenz/Farbe: dünnflüssig, klar.
Duftcharakter: kräuterartig, frisch, medizinisch.
Wirkungen: verdauungsfördernd, körperlich stärkend, stark antiseptisch, pilztötend, magenstärkend, krampflösend, schleimlösend, aphrodisierend.
Anwendungen: Asthma, Bronchitis, schmerzhafte Verdauungsstörungen, Blähungen, anhaltender Durchfall, Magenschwäche, nervöser Magen, Darmkrämpfe, Darminfektion, Darmgärung, Pilzinfektion (Candida albicans), Würmer, Nervenschwäche, Erektionsschwäche/Frigidität, Abszeß, geistige Erschöpfung, psychische Schwächezustände.
Einschränkungen: leicht hautreizend/irritierend – gering dosieren bei Aromabad, Körperölen, Massage. Zu stark für Kleinkinder.

Cajeput (Melaleuca leucadendron)
Herkunft: Malaya, Philippinen, Australien.
Gewinnung: Destillation der Blätter und Zweige des Strauches.
Konsistenz/Farbe: dünnflüssig, klar.
Duftcharakter: eukalyptusartig.
Wirkungen: schleimlösend, schmerzstillend, antibakteriell, windtreibend, allgemein körperlich anregend, östrogenähnlich.
Anwendungen: Infektionen der Atemwege, Erkältung, Katarrh, Sinusitis, chronische Atemorganerkrankungen, Kopf-,

Zahn- und Halsschmerzen, Neuralgien, Arthritis, Muskelschmerzen, Würmer, Darmparasiten, Tumore, allgemeine Müdigkeit, Östrogenmangel, Energiemangel, Hautschmerzen, Hautentzündungen, Haarausfall, geistige Erschöpfung, Konzentrationsmangel, Antriebsschwäche.
Einschränkungen: Irritiert sensitive Haut. Kleinkinder im Hals-/Brustbereich nicht einreiben.

Cistrose (Cistus labdaniferus)
Herkunft: Mittelmeerraum.
Gewinnung: Destillation der Zweige und Blätter des Strauches.
Konsistenz/Farbe: leicht dickflüssig, gelb.
Duftcharakter: kamillenartig, balsamisch, holzig, fruchtig.
Wirkungen: lymphanregend, krampflösend, wärmend, adstringierend, aphrodisierend.
Anwendungen: Schwacher Lymphfluß, Lymphknotenentzündung, Lymphdrüsenschwellungen, Blasenentzündung, Schuppenflechte, Hautentzündungen, Hauterkrankungen, Geschwür, Ekzem, Schuppenflechte, Akne, fette Haut, Gefühlskälte, Einsamkeit, Trauer, Introvertiertheit, schwache Libido.
Einschränkungen: Bei Schwangerschaft gering dosieren.

Citronella (Cymbopogon winterianus, nardus)
Herkunft: Java, China, Taiwan, Ceylon.
Gewinnung: Destillation des Grases.
Konsistenz/Farbe: dünnflüssig, hellgelb.
Duftcharakter: zitrus-, melissenartig, frisch.
Wirkungen: körperlich und geistig anregend, pilztötend, stark antiseptisch, stark antibakteriell, lufterfrischend, insektenfeindlich.
Anwendungen: Rheuma, Pilzinfektionen, Hautpilz, muffige, abgestandene Raumluft.
Einschränkungen: hautreizend/irritierend – gering dosieren bei Aromabad, Körperölen, Massage.

Dill (Anethum graveolens)
Herkunft: Nordamerika, Osteuropa.
Gewinnung: Destillation des ganzen Krautes oder der Samen.
Konsistenz/Farbe: dünnflüssig, hell.
Duftcharakter: kümmelartig, süßlich.
Wirkungen: appetitanregend, blähungswidrig, krampflösend, menstruationsfördernd, milchtreibend.
Anwendungen: Magenschwäche, Verdauungsbeschwerden, Schluckauf, Erbrechen, Darmparasiten, geringe Muttermilch, Nervosität.

Eichenmoos absolue (Evernia prunastri, furfuracea)
Herkunft: Frankreich, Jugoslawien.
Gewinnung: Extraktion der Strauchflechte.
Konsistenz/Farbe: dickflüssig bis fest, dunkelbraun bis schwarz.
Duftcharakter: teerig, moosig, rauchig.
Anwendungen: Eichenmoos ist ein bedeutendes Rohmaterial der Parfümerie. Sein Duft eignet sich besonders als Fixativ für Herren-Noten. Das Absolue läßt sich nur schwer auflösen und ist sehr duftintensiv – gering dosieren!

Eisenkraut siehe Verbena

Elemi (Canarium luzonicum)
Herkunft: Philippinen.
Gewinnung: Extraktion des Harzes des Baumes.
Konsistenz/Farbe: dünnflüssig, klar.
Duftcharakter: grün, waldig, frisch.
Wirkungen: psychisch harmonisierend, wundheilend.
Anwendungen: Wundheilung, Vernarbung, Abszeß, emotionale Instabilität, Schwäche, Meditation.

Estragon (Artemisia dracunculus)
Herkunft: Südwest-/Osteuropa.
Gewinnung: Destillation des ganzen Krautes.
Konsistenz/Farbe: dünnflüssig, klar.
Duftcharakter: würzig, süß, kräuterartig.
Wirkungen: körperlich allgemein stärkend, magenstärkend, verdauungsfördernd, stark antiseptisch, appetitanregend, menstruationsregulierend.
Anwendungen: schmerzhafte Verdauungsstörungen, Blähungen, vegetative Dystonie, Nervenschwäche, Herzschwäche, Altersschwäche, Abwehrschwäche, Durchblutungsstörungen, Würmer, Rheuma, Menstruationsstörungen, emotionale Erschöpfung.
Einschränkungen: Toxisch bei Einnahme einmalig hoher Dosierungen oder langfristig geringer Dosierungen. Bei Schwangerschaft gering dosieren.

Eukalyptus (Eukalyptus globulus, rabiata, citriodora)
Herkunft: Australien, Spanien, Brasilien, China.
Gewinnung: Destillation der Blätter des Baumes.
Konsistenz/Farbe: dünnflüssig, klar.
Duftcharakter: frisch, scharfwürzig bis blumig (= Eukalyptus citriodora).
Wirkungen: körperlich allgemein anregend, stark antiseptisch, stark antibakteriell, schleimlösend, fiebersenkend, krampflösend, blutzuckersenkend, blutreinigend, magenstärkend, östrogenähnlich, luftdesinfizierend.
Anwendungen: Schnupfen, Erkältung, Bronchitis, Asthma, grippale Infekte, Sinusitis, Polypen, Halsentzündung, schmerzhafte Verdauungsstörungen, anhaltender Durchfall, Infektionen der Harnwege, Gallensteine, Migräne, Fieber, Herpes, Leukorrhöe, Gonorrhöe, Rheuma, Scharlach, Wundheilung, Hautentzündungen, Akne, unreine Haut, Blasen, Geschwüre (äußerliche), Konzentrationsschwäche, geistige

Erschöpfung, psychisches Engegefühl, anhaltender mangelnder Antrieb, Ungeziefer in Küche und Keller.
Einschränkungen: Kleinkinder nicht im Hals-/Brustbereich
einreiben. Irritiert sensitive Haut.

Fenchel (Foeniculum vulgare dulce)
Herkunft: Europa, China, Marokko.
Gewinnung: Destillation der Früchte.
Konsistenz/Farbe: dünnflüssig, gelblich-klar.
Duftcharakter: süß, anisartig.
Wirkungen: verdauungsfördernd, magenstärkend, windtreibend, krampflösend, harntreibend, milchtreibend, entgiftend, abführend, appetitfördernd, östrogenartig, menstruationsfördernd.
Anwendungen: schmerzhafte Verdauungsstörungen, Blähungen, Verstopfungen, Schluckauf, Brechreiz, Nierensteine, Koliken, ausbleibende Menstruation, Milz- und Leberschwäche,
Beschwerden im Klimakterium, Alkoholvergiftung, Bindegewebsschwäche (Brüste), schwacher Muskeltonus, Östrogenmangel, Streß, Mundgeruch, Zahnfleischschwund, Cellulite,
alternde Haut, Falten, Runzeln, emotionale Instabilität, Gefühlskälte.
Einschränkungen: Bei Schwangerschaft gering dosieren.
Nicht empfohlen bei Epilepsie.

Fichte, Fichtennadel (Picea abies, excelsa, sibirica)
Herkunft: Alpen, Osteuropa, Sibirien.
Gewinnung: Destillation der Nadeln und Zweigspitzen.
Konsistenz/Farbe: dünnflüssig, klar.
Duftcharakter: frisch, würzig.
Wirkungen: allgemein körperlich und geistig tonisierend,
desodorierend, atmungsanregend, durchblutungsfördernd.
Anwendungen: Erkrankungen der Atemwege, Sinusitis, Bla-
senentzündung, Prostataentzündung, Gallenblasenentzün-

dung, Rheuma, Gicht, Streß, Fußschweiß, Erektionsschwäche, Haarausfall, geistige Erschöpfung.

Geranie (Pelargonium graveolens, odorantissimum)
Herkunft: Madagaskar, Réunion, Algerien, Marokko, Ägypten.
Gewinnung: Destillation der Blätter und Stengel der Pflanze.
Konsistenz/Farbe: dünnflüssig, gelblich.
Duftcharakter: blumig-rosig, minzig, zitronig bis stark rosig.
Wirkungen: nervenstärkend, emotional harmonisierend, östrogenartig, hautpflegend/-heilend, schmerzlindernd, allg. tonisierend, harntreibend, bindegewebestraffend, blutstillend, adstringierend.
Anwendungen: Magen- und Darmkatarrh, anhaltender Durchfall, Nierensteine, Gürtelrose, innere Geschwüre, Entzündungen im Mundbereich, Bindehautentzündung, Neuralgie, Streß, übermäßige Menstruation, Blutungen, Beschwerden des Klimakteriums, Schwangerschaftsleiden, Gebärmutterblutung, Sterilität, Hautpflege, Hautentzündung, trockene Ekzeme, Seborrhöe, Hautflechte, Akne, Geschwüre (äußerliche), Wundheilung, Vernarbung, schwacher Hauttonus, Bindegewebsschwäche (Brüste), Depressionen, Angstzustände, starke Gefühlsschwankungen.
Anmerkung: Geranie ist ein wichtiger Rohstoff der Kosmetikindustrie und wird hier als Duftstoff geschätzt.

Immortelle (Helichrysum angustifolium, stocheas)
Herkunft: Frankreich, Spanien, Jugoslawien.
Gewinnung: Destillation der blühenden Zweige der Staude.
Konsistenz/Farbe: dünnflüssig, klar bis gelblich.
Duftcharakter: süß, fruchtig, heuig.
Wirkungen: antiviral, antiallergisch, entzündungshemmend, gewebestraffend, harntreibend, schleimlösend, entgiftend, psychisch stark wirksam.
Anwendungen: Migräne, Sinusitis, Gallenentzündung, Leber-

schwäche, Diabetes, Magen- und Darminfektionen, Halsinfektionen, Leberstau, Allergien, schwacher Lymphfluß, Vergiftungen, unreine Haut, Schuppenflechte, Ekzeme, Verbrennungen, Entzündungen, rauhe/schuppige Haut, Angstzustände, schwere Depressionen.

Anmerkung: Der Duft konfrontiert stark mit dem Unbewußten und eignet sich für therapeutische Arbeit. Sehr duftintensiv, gering dosieren.

Ingwer (Zingiber officinale)
Herkunft: Jamika, Indien.
Gewinnung: Destillation der getrockneten und gemahlenen Wurzeln der Staude.
Konsistenz/Farbe: dünnflüssig, klar bis gelblich.
Duftcharakter: frisch, holzig, blumig.
Wirkungen: stark antiseptisch, körperlich stark anregend, wärmend, krampflösend, schleimlösend, magenstärkend, milzwirksam, fiebersenkend, aphrodisierend, appetitanregend.
Anwendungen: Schwächezustände des Körpers, anhaltendes Kältegefühl, Kopfschmerzen, Erkältung, grippale Infekte, Halsentzündung, Fieber, Magenkrämpfe, anhaltender Durchfall, Blähungen, schmerzhafte Verdauungsstörungen, Appetitmangel, Muskelschmerzen, Gelenkschmerzen, Arthritis, Rheuma, Hexenschuß, Ohnmacht, Erektionsschwäche, geistige Verwirrung, geistige Erschöpfung.
Anmerkung: Geistig sowie körperlich gut wirksames Öl für Schwächezustände.

Jasmin (Jasmin officinalis, grandiflorum, Sambac sol.)
Herkunft: Indien, China, Mittelmeerraum, Nordafrika.
Gewinnung: Destillation oder Extraktion der Blüten des Busches.
Konsistenz/Farbe: temperaturabhängig dünnflüssig bis dickflüssig, gelb bis braun.
Duftcharakter: süß, blumig, narkotisch.

Wirkungen: antidepressiv, beruhigend, uterustonisierend, krampflösend, milchtreibend, wehenfördernd, aphrodisierend.
Anwendungen: Husten, Heiserkeit, Kopfschmerzen, mangelnde Muttermilch, Gebärmuttererkrankungen, ausbleibende und schmerzhafte Menstruation, Erkrankung der Prostata, Gonorrhöe, Erektionsschwäche/Frigidität, Nervosität, Dermatitis, trockene, sensitive Haut, geistig anregend, kreativitätsfördernd, Depressionen, Angstzustände, mangelnder Antrieb, schwache Libido.

Johanniskraut (Hypericum perforatum)
Herkunft: Europa.
Gewinnung: Extraktion oder Destillation der Blüten der Pflanze.
Konsistenz/Farbe: dünnflüssig, klar bis gelblich.
Duftcharakter: krautig, heuig, süßlich.
Wirkungen: antidepressiv, körperlich und emotional stärkend, abwehrstärkend, wundheilend.
Anwendungen: körperliche Erschöpfung, schwaches Immunsystem, Beschwerden im Klimakterium, Wundheilung, chronische Menstruationsstörungen, Unruhezustände, Depressionen, emotionale Erschöpfung.
Anmerkungen: Gutes Kombinationsöl für körperliche und emotionale Schwächezustände. Klassisches pflanzliches Mittel für Depressionen.
Einschränkungen: Photosensibilisierend bei starker UV-Strahlung in Hautölen.

Kamille, Römische (Anthemis nobilis)
Herkunft: England, Frankreich, Osteuropa, Marokko.
Gewinnung: Destillation der Blüten und ganzen Pflanze.
Konsistenz/Farbe: mittelflüssig, gelblich.
Duftcharakter: heuig, krautig, würzig.
Wirkungen: krampflösend, beruhigend, entspannend, ent-

zündungshemmend, magenwirksam, schmerzlindernd, harntreibend, allg. tonisierend, gefäßverengend, menstruationsfördernd.

Anwendungen: Bindehautentzündung, Schmerzen im Kopfbereich (Augen, Zähne, Ohren, Migräne), Nervenschmerzen, Magen- und schmerzhafte Verdauungsstörungen, Krämpfe im Magen-/Darmbereich, anhaltender Durchfall, Erbrechen, Magenschmerzen, Blähungen, Menstruationskrämpfe, Nierenentzündung, Harnsteine, Scheidenkatarrh, Gelbsucht, Würmer, Rheuma, Fieber, Anämie, Nervosität, Streß, Schlafstörungen, Hautpflege, bei trockener Haut, bei spröder Haut, Hautjucken, Abszeß, Hautallergien, Hautentzündungen, Hautschmerzen, Akne, Wundheilung, Ausschlag, allg. Haarpflege, Schorf, Angstzustände, Depressionen, Hysterie.

Kamille, blaue (Matricaria chamomilla)
Herkunft: Ungarn, Deutschland.
Gewinnung: Destillation der Blüten.
Konsistenz/Farbe: mittelflüssig, tiefblau bis blaugrün.
Duftcharakter: krautig, süß.
Wirkungen und Anwendungen: Wie Römische Kamille, jedoch wesentlich stärker entzündungshemmend. Durch Anregung der Produktion weißer Blutkörperchen gute Wundheilung und Vernarbung. Also gut bei allen äußeren Verletzungen, Entzündungen und auch Geschwüren.
Anmerkung: Sehr intensiver Duft, kann sehr gering dosiert werden, wenn das Öl wegen seines Duftes (entspannend, kreativitätsfördernd, belebend) genommen wird.

Kampfer (Cinnamomum camphora)
Herkunft: Japan, China, Indien.
Gewinnung: Destillation des Baumholzes.
Konsistenz/Farbe: dünnflüssig, klar.
Duftcharakter: medizinisch, scharf.

Wirkungen: Entsprechend der Disposition sowohl anregende als auch beruhigende Wirkung auf Atmung, Herztätigkeit und Kreislauf, herzstärkend, bei hoher Körpertemperatur kühlend und bei Kältegefühl wärmend, stark antiseptisch, schmerzlindernd, blutdrucksteigernd, windtreibend, schweißtreibend (entgiftend), harntreibend, menstruationsfördernd.

Anwendungen: Allgemeine körperliche Schwächezustände, Herzschwäche, Störungen des Herzrhythmus, Leiden des Nervensystems, Erkrankungen der Atemwege, Magen- und Darmleiden, Rheuma, Gicht, Pilzinfektionen von Haut und Darm, Prellungen, Blutergüsse, Ohnmacht, Wundheilung, Verbrennungen, Akne, Geschwüre (äußerliche), fettige Haut, unreine Haut, geistige Erschöpfung, Konzentrationsschwäche, Antriebsschwäche durch Depressionen, emotionale Erregung, Schockzustände.

Anmerkungen: Wegen seiner Vielseitigkeit und seiner ausgleichenden Wirkung sehr empfehlenswert bei psychosomatischen Störungen.

Einschränkungen: Hautreizend/-irritierend – gering dosieren bei Aromabad, Körperölen, Massage. Keine langfristige, gering dosierte Anwendung, sonst mögliche toxische Wirkung. Bei Schwangerschaft gering dosieren. Nicht empfohlen bei Epilepsie und homöopathischer Behandlung.

Kardamom (Elettaria cardamomum)
Herkunft: Indien, Südamerika.
Gewinnung: Destillation der Früchte der Pflanze.
Konsistenz/Farbe: dünnflüssig, hell.
Duftcharakter: würzig, frisch, holzig.
Wirkungen: verdauungsfördernd, magenstärkend, allg. körperlich tonisierend, stark antiseptisch, krampflösend, harntreibend.
Anwendungen: Schmerzhafte Verdauungsstörungen, Appetitmangel, Störungen des Magens, Sodbrennen, Erbrechen,

Übelkeit, Blähungen, Koliken, allg. körperliche Schwächezustände, Erektionsschwäche, geistige Erschöpfung, geistige Verwirrung.

Anmerkungen: Kann in starker Verdünnung (10 ml Mandelöl : 10 Tropfen Kardamom) als Würzmittel in der Küche eingesetzt werden.

Einschränkungen: Bei Schwangerschaft gering dosieren. Stark hautreizend/-irritierend – sehr gering dosieren bei Aromabad, Körperölen, Massage.

Koriander (Coriandrum sativum)
Herkunft: Indien, Türkei, Osteuropa.
Gewinnung: Destillation der Früchte der Pflanze.
Konsistenz/Farbe: dünnflüssig, gelblich.
Duftcharakter: würzig, frisch.
Wirkungen: allgemein körperlich stimulierend und tonisierend, magenstärkend, verdauungsfördernd, krampflösend, wärmend, appetitanregend.
Anwendungen: Körperliche Schwächezustände, schmerzhafte Verdauungsstörungen, Magen-/Darmkrämpfe, Blähungen, Appetitmangel, Rheuma, Erektionsschwäche/Frigidität, Nervosität.
Anmerkungen: Kann in starker Verdünnung (10 ml Mandelöl zu 10 Tropfen Koriander) als Würzmittel in der Küche eingesetzt werden.
Einschränkungen: Bei Schwangerschaft gering dosieren. Hautreizend/-irritierend – gering dosieren bei Aromabad, Körperölen, Massage, Sexualität. Hinweis: Fruchtiger, warmer Duft; wärmend und anregend, gut für das Bad im Winter.

Kümmel (Carum carvi)
Herkunft: Indien, Pakistan, Osteuropa, Deutschland.
Gewinnung: Destillation der Früchte der Pflanze.
Konsistenz/Farbe: dünnflüssig, klar.

Duftcharakter: würzig, frisch.

Wirkungen: allgemein körperlich anregend und tonisierend, herzwirksam, magenstärkend, krampflösend, blähungswidrig, harntreibend, verdauungsfördernd, menstruationsfördernd, milchtreibend.

Anwendungen: nervöse Verdauung, Magenkrämpfe, Blähungen, Appetitmangel, nervöser und träger Darm, Herzrhythmusstörungen, Menstruationsstörungen, Erektionsschwäche/Frigidität.

Einschränkungen: Bei Schwangerschaft gering dosieren. Hautreizend/-irritierend – gering dosieren bei Aromabad, Körperölen, Massage.

Latschenkiefer siehe Nadelhölzer

Lavendel (Lavandula [vera], angustifolia)
Herkunft: Frankreich, Jugoslawien, England, Rußland, USA.
Gewinnung: Destillation der Blüten der Pflanze.
Konsistenz/Farbe: dünnflüssig, klar.
Duftcharakter: frisch, krautig, blumig.

Wirkungen: entgiftend, schmerzlindernd, krampflösend, entzündungshemmend, nervenstärkend, beruhigend, entspannend, herzwirksam, harntreibend, schweißtreibend, gallenflußwirksam, hautpflegend, wundheilend, desodorierend, lufterfrischend und -desinfizierend.

Anwendungen: Vergiftungen, Entzündungen aller Art, Schmerzzustände aller Art, Erkrankungen der Atemwege, grippale Infekte, Migräne, Keuchhusten, Herzrhythmusstörungen, schmerzhafte Verdauungsstörungen, Gallensteine, Geschwüre (äußerliche), schmerzhafte und schwache Menstruation, Blasenkatarrh, Leukozystose, Gonorrhöe, Leukorrhöe, Darminfektion, Vaginalinfektion, Bluthochdruck, Koliken, Muskelkater, Zerrungen, Verstauchungen, Schwangerschaftsstörungen, Nervosität, allg. Hautpflege, Wundheilung, Abszeß, Ekzeme, Akne, Fisteln, Warzen, Furunkel, Cellulite, Juckreiz, Verbrennungen, Fußpilz, Krätze, Läuse, geistige Verwirrung, Alpträume, Depressionen, Überreiztheit, Anspannung.

Anmerkungen: Ein Universalöl für Körper, Geist und Seele – mit einer sehr sanften Wirkung. Lavendel ist äußerst hautverträglich, kann also auch unverdünnt in geringen Mengen aufgetragen werden. Die verschiedensten Sorten des Öls (»extra«, »fein«) bezeichnen die Duftqualität und den hohen oder geringen Anteil an Kampfer und hohen Anteil an Esther im Öl. Je weniger Kampfer, desto verträglicher für die Haut. Je mehr Esther, desto stärkere Heilwirkungen. Andere Lavendel-Arten: Schopflavendel (L. stocheas), Speiklavendel (L. spicata, spica, latifolia). Nicht mit dem normalen Lavendel vergleichbar, z. T. höhere Kampfer-Anteile. Lavandin (Lavandula hybrida) ist ebenfalls nicht der ursprüngliche Lavendel, sondern eine Züchtung, die wesentlich höhere Kampfer-Anteile hat. Es eignet sich gut als Zusatz bei Waschmitteln oder Putzmitteln.

Einschränkungen: Da Pflanzen wie Lavendel die Eigenschaft haben, die Wirkung des Insulins zu verstärken (siehe Forschung des Beltsville Human Nutrition Center – Natur+Heilen 12/95), sollten Diabetiker mit dem Genuß bzw. der hochdosierten und ständigen Anwendung der ätherischen Öle der Pflanzen vorsichtig sein, da die Wirkung der Insulin-Gaben erheblich verändert werden könnte.

Lemongras (Cymbopogam citratus, flexuosus)
Herkunft: Indien, Ceylon, Afrika, Südamerika, Karibik.
Gewinnung: Destillation des Grases.
Konsistenz/Farbe: dünnflüssig, hell.
Duftcharakter: intensiv, frisch, zitronig.
Wirkungen: stark antiseptisch, antibakteriell, körperlich und geistig anregend, schmerzlindernd, blutgerinnend, desodorierend, lufterfrischend/-desinfizierend.

Anwendungen: grippale Infekte, Kopfschmerz, Muskelschmerzen, Blutungen, Lymphstau, Ödeme, Rheuma, Bindegewebsschwäche, Vergiftung, Verstauchungen, Quetschungen, Konzentrationsschwäche, geistige Erschöfpung, Antriebsschwäche.
Anmerkungen: Eignet sich sehr gut zur Reinigung bzw. Desinfektion der Raumluft.
Einschränkungen: Irritiert sensitive Haut. Öl greift Kunststoffe an.

Limette (Citrus auratifolia swingle)
Herkunft: Mexiko, Karibik, Florida, Tahiti.
Gewinnung: Kaltpressung der Schale.
Konsistenz/Farbe: dünnflüssig, gelblich.
Duftcharakter: zitronig, frisch, herb.
Wirkungen: Antiviral, verdauungsanregend, diuretisch, hautstraffend, desodorierend, antidepressiv.
Anwendungen: Bindegewebsschwäche, Verdauungsprobleme, Wasserstau, Hautstraffung, geistige Erschöpfung, Antriebsschwäche.
Anmerkung: Eignet sich gut für stimulierende Körperöle bzw. Duschgels.
Einschränkungen: Irritiert sensitive Haut.

Linaloeholz (Bursera delpechiana)
Herkunft: Mexiko.
Gewinnung: Destillation der Rinde und des Holzes des Baumes.
Merkmal: dünnflüssig, gelblich.
Duftcharakter: rosig, frisch, holzig, fruchtig.
Eigenschaften: seelisch stabilisierend, antidepressiv, hautpflegend, abwehrstärkend, infektionshemmend, antibakteriell, antimykotisch, entspannend, entkrampfend.
Anwendungen: Infektionen aller Art, schwaches Immunsystem, Verspannungen, Krämpfe, psychosomatische Leiden,

hautpflegend, Hautpflege, sehr sensitive und zarte Haut (Kleinkinder), Schuppen, Hautjucken, Kopfhautjucken, antidepressiv, seelisch ausgleichend und stabilisierend, seelische Verletzungen und Tiefs, emotional harmonisierend bei Schwächegefühlen und Angstzuständen.
Anmerkung: Preiswertes und sehr wirkungsvolles ätherisches Öl mit feinem Duft. Aufgrund seiner sanften äußeren Wirkungen sehr kinderfreundlich und auch für die Haut von Kleinkindern geeignet.

Litsea (Litsea cubeba)
Herkunft: China, Taiwan.
Gewinnung: Destillation der Früchte, Blätter und Rinde des Baumes.
Konsistenz/Farbe: dünnflüssig, gelblich.
Duftcharakter: frisch, zitronig.
Wirkungen: körperlich stark tonisierend, stark antiseptisch, pilztötend, blutdrucksenkend, herzwirksam, luftdesinfizierend.
Anwendungen: Herzrhythmusstörungen, Herzkranzgefäßerkrankungen, Muskel- und Bindegewebsschwäche, Pilzinfektion, Tumore, chronisches Asthma, Bluthochdruck, Konzentrationsmangel.
Einschränkungen: stark hautreizend/-irritierend – gering dosieren bei Aromabad, Körperölen, Massage.

Majoran (Origanum majorana)
Herkunft: Indien, Mittelmeerraum.
Gewinnung: Destillation der Blätter und Blüten der Pflanze.
Konsistenz/Farbe: dünnflüssig, klar.
Duftcharakter: krautig, frisch, süß.
Wirkungen: krampflösend, verdauungsfördernd, beruhigend, nervenstärkend, tonisierend, menstruationsfördernd, schleimlösend, herzstärkend, blutdrucksenkend.
Anwendungen: schmerzhafte Zustände, vor allem Kopfbe-

reich, Erkältung, Asthma, schmerzhafte Verdauungsstörungen, Magen-/Darmkrämpfe, Blähungen, anhaltende Verstopfung, Bluthochdruck, ausbleibende Menstruation, Leukorrhöe, Nervosität, Wundheilung, innere Unruhe, Disharmonie, anhaltende sexuelle Erregung.

Anmerkungen: Majoranöl wirkt äußerlich angewendet in Bädern und Körperölen wärmend und führt zu einer tiefen Entspannung durch Senkung des Blutdrucks und Beruhigung des Sexualtriebs.

Einschränkungen: Bei Schwangerschaft gering dosieren. Toxisch bei Einnahme.

Mandarine (Citrus madurensis)
Herkunft: Mittelmeerraum, Brasilien.
Gewinnung: Kaltpressung der Schalen der Früchte.
Konsistenz/Farbe: dünnflüssig, sattes Gelb oder leichtes Grün.
Duftcharakter: süß, fruchtig.

Wirkungen: antidepressiv, verdauungsanregend, appetitanregend, magenstärkend, entspannend.

Anwendungen: Appetitmangel, Verdauungsprobleme, Muskelverspannung, Streß, Magen- und Gallenschwäche, mangelnder Antrieb, Depressionen, Angstzustände, prämenstruelle Disharmonien (PMS), Ärger, innere Unruhe.

Anmerkungen: Mandarine wird besonders von Kindern gemocht. Gut für Bäder am Abend zum Abschalten und auf dem Duftstein neben dem Bett für schöne Träume.

Einschränkungen: Photosensibilisierend bei starker UV-Strahlung in Hautölen. Leicht hautreizend/-irritierend – gering dosieren bei Aromabad, Körperölen, Massage.

Melisse (Melissa officinalis)
Herkunft: Mittelmeerraum.
Gewinnung: Destillation der Blütenknospen und Blätter der Pflanze.

Konsistenz/Farbe: dünnflüssig, klar.

Duftcharakter: frisch, zitronig.

Wirkungen: nervenstärkend, herzstärkend, allg. tonisierend, antidepressiv, blutdrucksenkend, krampflösend, fiebersenkend, uteruswirksam, menstruationsfördernd.

Anwendungen: allgemeine körperliche Schwäche, Kopfschmerz, Migräne, Erkältung, Asthma, Herzrhythmusstörungen, Übelkeit, Erbrechen, Magen-/Darmkrämpfe, anhaltender Durchfall, Gebärmutterleiden, unregelmäßige Menstruation, Bluthochdruck, Wetterfühligkeit, Nervosität, Herpes, Neuralgie, geistige Erschöpfung, Konzentrationsschwäche, Depressionen, Panik, mangelnder Antrieb.

Anmerkungen: Echte Melisse ist teuer und nicht mit Indischer Melisse oder Zitronenmelisse zu verwechseln. Das Öl ist oft gestreckt und sollte entsprechend deklariert sein. Das Strecken mindert nicht die Wirkung des enthaltenen Melissenöls. Es hat eine stark antidepressive Wirkung selbst in geringsten Dosierungen. Melisse ist sehr duftintensiv.

Einschränkungen: Bei Schwangerschaft gering dosieren. Nicht empfohlen bei homöopathischer Behandlung. Hautreizend/-irritierend – gering dosieren bei Aromabad, Körperölen, Massage.

Minze: Pfefferminze, Ackerminze (Mentha piperita, piperita var. vulgaris Piemonte, arvensis)

Herkunft: Europa, Asien.

Gewinnung: Destillation des ganzen Krautes.

Konsistenz/Farbe: dünnflüssig, klar.

Wirkungen: stark antiseptisch, entgiftend, entzündungshemmend, magenstärkend, schmerzlindernd, schleimlösend, fiebersenkend, gewebefestigend, schweißtreibend, menstruationsfördernd, gallenwirksam.

Anwendungen: Schwindel, Schmerzen im Kopfbereich, Schmerzen der Muskeln und der Nerven, Migräne, Lähmungserscheinungen der Muskulatur, Schnupfen, Erkältung, grippale Infekte, Husten, Fieber, Sinusitis, schmerzhafte Verdauungsstörungen, Blähungen, Übelkeit, Erbrechen, Herzrhythmusstörungen, schwache Menstruation, Vergiftungen, Mundfäule, Mundgeruch, Zahnfleischschwund, fettige und unreine Haut, Pickel, Hautentzündungen, Hautjucken, Krätze, Haarausfall, geistige Erschöpfung, Gedächtnisschwäche, Konzentrationsmangel, Verwirrung.

Einschränkungen: Bei Schwangerschaft gering dosieren, Heuschnupfen. Nicht empfohlen bei homöopathischer Behandlung. Hautreizend/-irritierend – gering dosieren bei Aromabad, Körperölen, Massage.

Muskatellersalbei (Salvia sclarea)

Herkunft: Mittelmeerraum, Balkan, Marokko.

Gewinnung: Destillation der blühenden Pflanze.

Konsistenz/Farbe: dünnflüssig, gelblich.

Duftcharakter: heuig, süß, herb.

Wirkungen: euphorisierend bis stimmungserhellend, stark beruhigend, östrogenfördernd, uterusstärkend, magentonisierend, nervenstärkend, krampflösend, blutdrucksenkend, menstruationsregulierend, wehenunterstützend, desodorierend, adstringierend, aphrodisierend.

Anwendungen: unregelmäßige Menstruation, Entzündungen der Augen, Nervenleiden, Magen-/Darmkrämpfe, Nierenleiden, Bluthochdruck, Störungen des Uterus, Leiden des Klimakteriums, Erektionsschwäche, Frigidität, prämenstruelle Disharmonien (PMS), Hautpflege, entzündete Haut, Furunkel, Geschwüre (äußerliche), Schuppen, Haarausfall, geistige Erschöpfung, Kreativitätsmangel, Depressionen, Angstzustände, emotionale Spannungen.

Anmerkungen: Angenehm heuiger Duft, der Stimmung stark steigern kann. Für Frauen ein wichtiges Öl bei Menstruationskrämpfen und prämenstruellem Syndrom.

Einschränkungen: keine Anwendung bei gleichzeitigem Alkoholgenuß.

Myrrhe (Commiphora myrrha, C. abyssinica)
Herkunft: Somalia, Jemen.
Gewinnung: Destillation aus dem Harz des Baumes.
Konsistenz/Farbe: dickflüssig, rötlich.
Duftcharakter: bitter, warm, würzig.
Wirkungen: wundheilend, lungenstärkend, nervenberuhigend, schleimlösend, adstringierend, menstruationsfördernd, wehenfördernd.
Anwendungen: Schnupfen, Husten, Heiserkeit, Bronchitis, Erkältung, Mundschleimhautentzündungen, Mundgeschwüre, schmerzhafte Verdauungsstörungen, Appetitmangel, Eisenmangel, ausbleibende Menstruation, Geburtshilfe, Hämorrhoiden, eitrige Prozesse, Hautpflege reifer Haut, Wundheilung, Geschwüre (äußerliche), Hautpilz, geistige Verwirrung, Überreiztheit, innere Unruhe.
Anmerkungen: gute Duftkomponente für Meditationsmischungen. Ausgezeichnetes Harz für Wundheilung.
Einschränkungen: Bei Schwangerschaft gering dosieren.

Myrte (Myrtus communis)
Herkunft: Mittelmeerraum, Nordafrika.
Gewinnung: Destillation der Blätter und Blüten des Busches.
Konsistenz/Farbe: dünnflüssig, klar.
Duftcharakter: frisch, eukalyptusartig.
Wirkungen: stark antiseptisch, antibakteriell, schleimlösend, lungenwirksam, gewebefestigend, adstringierend, desodorierend, adrenalinsenkend, lufterfrischend/-desinfizierend.
Anwendungen: schwaches Immunsystem, Tuberkulose, Stirnhöhlenvereiterung, Schnupfen, grippale Infekte, Bronchitis, Asthma, Keuchhusten, Harnwegsinfektion, Ohrenentzündung, Hämorrhoiden, Akne, fettige und entzündete Haut,

Hautreinigung, Wundheilung, Geschwüre (äußerliche), Fisteln, geistige Verwirrung, Ziellosigkeit, eingeschränkte Sichtweise, Erregung, Angstzustände, Verzweiflung, Anspannung.

Anmerkungen: eignet sich sehr gut zur Reinigung der Raumluft und zum Neutralisieren der Atmosphäre eines Raumes.

Nadelhölzer, sonstige (Douglasie, Pinie, Latschenkiefer, Zirbelkiefer, Tanne, Edeltanne, Weißtanne, Riesentanne – Abies alba, Abies grandis, Abies balsamea, Pseudotsuga douglasii, Pinus mugo, Pinus montana, Pinus pumilionis etc.).

Herkunft: Kanada, Frankreich, Österreich.

Gewinnung: Destillation der Zapfen, Nadeln und Zweige des Baumes.

Konsistenz/Farbe: dünnflüssig, klar.

Duftcharakter: frisch, würzig, harzig, teilweise süßlich.

Wirkungen: antiseptisch, antibakteriell (Zirbelkiefer), antiviral (Zirbelkiefer), atmungsaktivierend, schleimlösend, durchblutungsfördernd, blutdruckerhöhend (Zirbelkiefer), kreislaufanregend, lufterfrischend, luftdesinfizierend.

Anwendungen: Infektionen der Atemwege und Lunge, Raucherhusten (Zirbelkiefer), niedriger Blutdruck, Kreislaufschwäche, Rheuma, Muskelverspannung, Haarausfall (Latschenkiefer), Konzentrationsschwäche, mentale Erschöpfung.

Anmerkungen: Alle Tannenöle eignen sich zur Desinfektion und Erfrischung der Raumluft. In der Sauna (nicht direkt auf den Ofen tropfen!) regen sie zudem die Atmung an und sorgen für angenehme Raumdüfte.

Narde (Nardostachys jatamansi)

Herkunft: Indien, Nepal.

Gewinnung: Destillation der Wurzeln der Pflanze.

Konsistenz/Farbe: dünnflüssig, braungrün.

Duftcharakter: bitter, erdig, herb.

Wirkungen: beruhigend, ausgleichend, hautpflegend.

Anwendungen: Nervosität, Herzrhythmusstörungen, Hautpflege, Hautfunktionsstörungen, alternde Haut, Wundheilung, geistige Verwirrung, innere Unruhe, Reizbarkeit, Anspannung.

Anmerkungen: guter Duft zur Innenschau, tiefen Entspannung und für die Meditation. Hautpflegende Wirkungen bereits durch geringste Dosierungen in kosmetischen Zubereitungen (Gesichtsöl, Creme, Bodylotion). Eine Rarität aus dem Himalaya, die nicht so duftet, wie sie wirkt.

Nelke (Eugenia caryophyllata)
Herkunft: Madagaskar, Indonesien, Ceylon.
Gewinnung: Destillation der Blätter (Nelkenblätteröl) oder Knospen (Nelkenknospenöl) des Baumes.
Konsistenz/Farbe: dünnflüssig, klar.
Duftcharakter: würzig, arzneiartig, krautig.

Wirkungen: stark antiseptisch, lokal schmerzlindernd, stark körperlich stimulierend, körperlich tonisierend und stärkend, krampflösend, menstruationsfördernd, wehenanregend, blähungswidrig, luftdesinfizierend.

Anwendungen: Schmerzen im Kieferbereich, Zahnschmerzen, Zahnfleischschwellungen, ausbleibende Menstruation, anhaltender Durchfall, Blähungen, Warzen, Hornhaut, Hautabschürfungen, Krätze, eitrige Wunden, Insektenstiche, geistige Erschöpfung, Konzentrationsschwäche.

Anmerkungen: Der Duft erinnert an die Schmerzmittel der Zahnarztpraxis. Das Öl sollte aufgrund seiner starken Wirkung und seines intensiven Duftes nur sehr gering dosiert werden.

Einschränkungen: stark hautreizend/-irritierend bis ätzend, sehr gering dosieren in Aromabad, Körperölen, Massage. Nelkenblätteröl ist nicht hautreizend/-irritierend. Bei Schwangerschaft gering dosieren. Nicht für Kinder.

Neroli (Citrus auranthium, bigaradia)
Herkunft: Italien, Frankreich, Spanien.
Gewinnung: Destillation der Extraktion der Blüten des Orangenbaumes.
Konsistenz/Farbe: dünnflüssig, grünlich.
Duftcharakter: warm, süß, holzig.
Wirkungen: antidepressiv, beruhigend, herzwirksam, hautpflegend, hautregenerierend.
Anwendungen: Herzrhythmusstörungen, Nervosität, nervöse Spannungs- und Krampfzustände, prämenstruelle Disharmonien (PMS), Hautpflege, Wundheilung, geplatzte Äderchen, Vernarbung, Depressionen, innere Enge, Verzweiflung, Angstzustände, Schockzustände, Panik, mangelndes Selbstvertrauen.
Anmerkungen: Teures und kostbares Öl, das meistens gestreckt mit Jojoba- oder Mandelöl angeboten wird. Es entfaltet aber auch gestreckt seine volle Wirkung. Besonders wirksam bei Hautpflege und Zellregeneration.

Orange (Citrus vulgaris aurantium)
Herkunft: USA, Mittelmeerraum, Brasilien.
Gewinnung: Pressen der Fruchtschale.
Konsistenz/Farbe: dünnflüssig, gelb.
Duftcharakter: spritzig, warm, süß.
Wirkungen: antidepressiv, stimmungserhellend, entspannend, krampflösend, hautpflegend, östrogenartig, appetitanregend.
Anwendungen: Harmonisierung des autonomen Nervensystems, Störungen der Hypophyse, Appetitmangel, Krampfzustände, Anspannung, schmerzhafte Verdauungsstörungen, Magen-/Darmkrämpfe, Verstopfung, Parodontose, Hautpflege, trockene Haut, rauhe Haut, Cellulite, Depressionen, Angstzustände, innere Unruhe.
Anmerkungen: Beliebter Kinderduft, der gut entspannt und beruhigt. Reizvolle Komponente in Duftmischungen für den Winter.

Einschränkungen: photosensibilisierend bei starker UV-Strahlung in Hautölen.

Pampelmuse (Grapefruit) (Citrus paradisi, maxima, deucumana)
Herkunft: Israel, Mittelmeerraum, USA.
Gewinnung: Pressen der Schale der Frucht.
Konsistenz/Farbe: dünnflüssig, gelblich.
Duftcharakter: frisch, zitronig.
Wirkungen: allg. tonisierend, entspannend, stimmungserhellend, antibakteriell.
Anwendungen: Appetitmangel, Magersucht, Gallenschwäche, Blasenerkrankungen, Herpes, Hautfunktionsstörungen, schlaffe Haut, Cellulite, Depressionen, Angstzustände, negative Stimmungen, Antriebsschwäche.
Einschränkungen: Photosensibilisierend bei starker UV-Strahlung in Hautölen.

Patchouli (Pogestemon patchouli, cablin)
Herkunft: Indonesien, China, Philippinen, Brasilien, Afrika.
Gewinnung: Destillation der Blätter des Strauches.
Konsistenz/Farbe: mittelflüssig, dunkelbraun.
Duftcharakter: moosig, erdig, holzig.
Wirkungen: hautpflegend, wundheilend, entzündungshemmend, beruhigend, aphrodisierend, körperlich tonisierend.
Anwendungen: Erkältung, Schwindel, Nervosität, Vaginalpilz, Erektionsschwäche/Frigidität, Ekzeme, Akne, Hautpilz, rauhe, rissige Haut, Schorf, Wundheilung, reifere Haut, Zellerneuerung, Angstzustände, Unklarheit, innere Unruhe, schwache Libido.
Anmerkungen: Das Öl wirkt in hoher Dosierung entspannend auf das Nervensystem und ist Bestandteil vieler klassischer Parfüms. Ohne mit anderen Ölen gemischt zu werden, duftet es meistens zu muffig und erdig. Daher mit fruchtigen oder blumigen Ölen mischen.

Petitgrain (Citrus auranthium, bigarade, mandarensis, limon)
Herkunft: Mittelmeerraum, Südamerika, Karibik.
Gewinnung: Destillation der Blätter der Zitrusbäume.
Konsistenz/Farbe: dünnflüssig, klar.
Duftcharakter: frisch, herb bis spritzig.
Eigenschaften: beruhigend, nervenstärkend, hautpflegend.
Anwendungen: Nervosität, Hautreinigung, Hautstraffung, Konzentrationsschwäche, innere Unruhe, Gereiztheit.
Anmerkungen: Aufgrund seiner »Verwandtschaft« mit den anderen Zitrusölen können mit Petitgrain sehr einfach harmonische Duftmischungen mit Bergamotte, Orange, Zitrone, Mandarine hergestellt werden. Dabei wird das preiswerte Petitgrainöl die größte Menge der Duftmischung sein. Nicht zu unterschätzen ist seine mentale Wirkung, die für Kopfarbeiten wertvoll ist.
Einschränkungen: Photosensibilisierend bei starker UV-Strahlung in Hautölen.

Ravensara (Ravensara aromaticum)
Herkunft: Madagaskar.
Duftcharakter: eukalyptusartig, frisch, grün, krautig.
Wirkungen: stark antibiotisch, antiviral, antibakteriell.
Anwendungen: alle Infektionskrankheiten, Herpes (mit Minze, Eukalyptus citriodora), Gürtelrose, Asthma, Darminfektion (Candida), Depressionen, Angstzustände, psychisches Ungleichgewicht.

Rose (Rosa damascena, centifolia, gallica)
Herkunft: Bulgarien, Türkei, Marokko, Südfrankreich.
Gewinnung: Extraktion und Destillation der Blütenblätter.
Konsistenz/Farbe: dickflüssig (absolue), dünnflüssig (destillierte Rose), gelblich.
Duftcharakter: süß, blütig, schwer bis frisch, leicht.
Wirkungen: hautpflegend, entzündungshemmend, blutstil-

lend, antidepressiv, entspannend, beruhigend, menstruationsregulierend, aphrodisierend, herzstärkend, magenstärkend, uterustonisierend, krampflösend, gefäßverengend, hauttonisierend.

Anwendungen: Kopfschmerzen, Augenentzündungen, Bindehautentzündung, Übelkeit, Erbrechen, Verstopfung, Herzleiden/-schmerzen, unregelmäßige Menstruation, Gebärmutterleiden, Sterilität, Leukorrhöe, Blutungen, Schwangerschaftsleiden, Nervosität, prämenstruelle Disharmonien (PMS), Hautpflege, trockene Haut, sensitive Haut, alternde Haut, Zellerneuerung, Depressionen, Negativität, Angstzustände, mangelnde Liebesfähigkeit.

Anmerkungen: eine Kostbarkeit der Natur, ein Duft der Königin aller Blumen. Die Öle aus Marokko, Türkei und Bulgarien haben deutlich unterschiedliche Düfte, wobei bulgarisches Rosenöl als Absolue die stärkste psychische Wirkung zeigt. Ein wertvolles und teures Öl, das oftmals gestreckt mit Jojoba-/Mandelöl angeboten wird. Destilliertes Rosenöl, gleich welcher Herkunft, eignet sich hervorragend zur Hautpflege – es werden nur kleine Dosierungen in Cremes, Gesichtsölen oder Bodylotions benötigt.

Salbei (Salvia officinalis)
Herkunft: Jugoslawien, Bulgarien, Indien, Spanien.
Gewinnung: Destillation der Blüten und Blätter des Strauches.
Konsistenz/Farbe: dünnflüssig, klar.
Duftcharakter: frisch, krautig.
Wirkungen: körperlich und geistig anregend/tonisierend, körperlich stärkend, entschlackend, magenstärkend, krampflösend, uteruswirksam, östrogenanregend, adrenalinsteigernd, blutdruckerhöhend, adstringierend, schweißregulierend, fiebersenkend.
Anwendungen: Kopfschmerzen, Halsentzündung, Zahnfleisch-

entzündung, Kehlkopfentzündung, Atemwegs- und Lungen-erkrankungen, träge Verdauung, Leberschwäche, Infektion der Harnwege, Appetitmangel, Lähmungserscheinungen, ausbleibende Menstruation, Beschwerden im Klimakterium, Schweißausbrüche, Schwächezustände, Leukorrhöe, trockene Haut, Hautstraffung, Wundheilung, Ekzeme, Haarausfall, Konzentrationsschwäche.

Anmerkungen: Salbei ist ein wertvoller Helfer für das Klimakterium, um die hormonellen Veränderungen mit Bädern und Körperölen abzufedern. Sehr gut geeignet für Schweißausbrüche und Hitzewellen. Gut gegen alle Störungen der Atemwege und gegen Lungenprobleme.

Einschränkungen: Nicht empfohlen bei Epilepsie. Da Pflanzen wie Salbei die Eigenschaft haben, die Wirkung des Insulins zu verstärken, sollten Diabetiker mit dem Genuß bzw. der hochdosierten und ständigen Anwendung der ätherischen Öle von Pflanzen vorsichtig sein, da die Wirkung der Insulingaben erheblich verändert werden könnte.

Sandelholz (Santalum album)
Herkunft: Ostindien.
Gewinnung: Destillation aus dem Holz des Baumes.
Konsistenz/Farbe: dickflüssig, gelblich.
Duftcharakter: süßlich, holzig, harzig.
Wirkungen: entspannend, krampflösend, harntreibend, schweißregulierend, entzündungshemmend, hautpflegend, schleimlösend, aphrodisierend.
Anwendungen: Kehlkopfentzündung, Erkältung, Bronchitis, Husten, anhaltender Durchfall, Blähungen, Erbrechen, Sodbrennen, Harnwegserkrankungen, Blasenentzündung, eitrige Prozesse, Entzündungen der männlichen Geschlechtsorgane, Gonorrhöe, Leukorrhöe, Nervosität, Erektionsschwäche/Frigidität, Hautpflege, trockene und unreine Haut, Akne, Hautentzündung, Hautjucken, Depressionen, Angstzustände.

Anmerkungen: angenehmer, holzig-männlicher Duft mit süßen Obertönen. Entspannt nachhaltig und eignet sich sehr gut zur Meditation.

Schafgarbe (Achillea millefolium)
Herkunft: Italien, Bulgarien, Ungarn, Rußland, Frankreich.
Gewinnung: Destillation der Pflanze.
Konsistenz/Farbe: dünnflüssig, blaugrün.
Duftcharakter: süß-krautig, warm, harzig.
Wirkungen: allgemein tonisierend, entzündungshemmend, uteruswirksam, krampflösend, adstringierend, blutreinigend, harntreibend, blähungswidrig, menstruationsregulierend.
Anwendungen: Kopfschmerzen, Krämpfe, Magen-/Darmschleimhautentzündung, Beschwerden im Klimakterium, ausbleibende Menstruation, Gebärmuttererkrankungen, Unterleibsentzündungen (Frauen), Zysten, Vaginitis, Durchblutungsstörungen, prämenstruelle Disharmonien (PMS), Nervosität, Neuralgien, Hämorrhoiden, Blasen- und Nierenschwäche, entzündete Haut, sensitive Haut, Wundheilung, Geschwüre (äußerliche), Krampfadern, Ekzeme, Hautreizung, geistige Verwirrung, Ziellosigkeit, emotionale Anspannung, leichte Depressionen.
Anmerkungen: Klassisches Mittel für viele Frauenleiden. Schafgarbe gleicht das weibliche Hormonsystem aus. Durch seinen sehr hohen Azulengehalt wirkt es stark entzündungshemmend.
Einschränkungen: Photosensibilisierend bei starker UV-Strahlung. Hautirritierend bei sensitiver Haut in Hautölen, Aromabad, Massage.

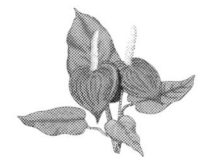

Tea-Tree (Teebaum) (Melaleuca alternifolia)
Herkunft: Australien.
Gewinnung: Destillation aus den Blättern und jungen Zweigen des Baumes.
Konsistenz/Farbe: dünnflüssig, klar.
Duftcharakter: medizinisch, frisch, würzig.
Wirkungen: Breitband-Antibiotikum: infektionshemmend, keimtötend, antibakteriell, antiviral, pilztötend, parasitenfeindlich, wundheilend, allg. anregend, schmerzstillend, entzündungshemmend, hautreinigend, hautpflegend, haarpflegend.
Anwendungen: Atemwegsinfektion, Bronchialkatarrh, trockene Brustwarzen, Darminfektion, Eierstockzysten (Ovarialzysten), Eiterungen (auflösend), Emphysem, Erkältung, Halsschmerzen, Hämatome, Hämorrhoiden, Harnwegsinfektion, Herpes, Herpesläsionen, Husten, Immunschwächung, Insektenabwehr, Ischias (schmerzlindernd), Kehlkopfentzündung, Milchschorf, Mundgeschwüre, Mundschleimhautentzündung, Muskelschmerzen, Nesselfieber, Ohrenentzündung, Ohrenschmerzen, Rheuma (schmerzlindernd), Stillschmerzen, Stirnhöhlenvereiterung, Strahlungsüberschußneutralisierung, vaginale Mykosen, Vaginalinfektion (Candida albicans, Paronchyia und Monilia), Vaginalreinigung, Verstauchungen, Wundliegen, ZahnPlaque, Zahnfleischbluten, Zahnfleischentzündung, Zahnfleischschwund, Zahnschmerzen, Abszeß, Akne, Blasen, Dermatitis, Dermatomykosen (Tinea), Fadenpilzerkrankung, Flechten, Furunkel, Fußpilz (Tinea), Geschwüre (äußerliche), Gürtelrose, Haarausfall, geringe Hautfeuchtigkeit, mangelnde Spannkraft der Haut, Hautabschürfungen, Hautausschlag, Hautpilz, Hautreinigung, Hautunreinheiten, Hornhaut, Hühneraugen, Insektenstiche, Juckreiz, Nagelbettentzündung, Nagelgeschwür, Pickel, Psoriasis, Schnittwunden, Schuppen, Schuppenflechte, Sonnenbrand, kleine Verbrennungen, Warzen, Wundheilung, Zeckenbisse, geistige Erschöpfung.

Anmerkungen: Tea-Tree ist ein wichtiger Helfer für viele Leiden und Störungen. Das Universalheilöl ist nicht nur unentbehrlich für alle Infektionskrankheiten und das schwache Immunsystem, sondern findet auch im Haushalt eine **Vielfalt von Anwendungsmöglichkeiten:**
Allgemeine Haushaltsdesinfektion (Geschirr, Putzwasser, Wäsche, Windeln), Luftdesinfektion. Bei Haustieren zur Bekämpfung von Flöhen (1 ml auf 20 l Wasser), Ohrmilben, Parasiten, Zeckenbissen. Zur Abwehr von Ameisen im Haus (1 : 10 in Wasser). Um die Nebenwirkungen der Röntgenstrahlung zu begrenzen, zusammen mit Aloe-Vera-Gel zum Einreiben oder Baden. Das Öl ist nicht toxisch und nur gering hautreizend/-irritierend.

Thymian (Thymus vulgaris)
Herkunft: Spanien, Portugal, Marokko.
Gewinnung: Destillation aus den Blüten und Blättern des Strauches.
Konsistenz/Farbe: dünnflüssig, klar.
Duftcharakter: medizinisch, frisch, würzig.
Wirkungen: allgemein anregend, stark antiseptisch, schleimlösend, nervenstärkend, infektionshemmend, krampflösend, harntreibend, schweißtreibend, blutdruckerhöhend, abwehrsteigernd.
Anwendungen: schwache Abwehrkräfte, körperliche und geistige Erschöpfung, Kreislaufstörungen, Erkrankungen der Atemwege, grippale Infekte, Stirnhöhlenkatarrh, Darminfektionen, Infektionen der Harnwege, Aphten, Halsentzündung, Angina, Würmer, ausbleibende Menstruation, Rheuma, Gicht, Arthritis, Leukorrhöe, Erektionsschwäche/Frigidität, Schwäche männlicher Fortpflanzungsorgane, fettige Haut, unreine Haut, Akne, Mund-/Zahnfleischpflege, Wundheilung, Furunkel, Krätze, Läuse, Seborrhöe, Müdigkeit, Konzentrationsmangel, mangelnder Antrieb.

Anmerkungen: Hauptwirkung dieses alten Heilöls ist die
Stärkung von Körper und Geist sowie die Hemmung von In-
fektionen aller Art, insbesondere jedoch des Darms und der
Harnwege.
Einschränkungen: Bei Schwangerschaft gering dosieren.
Ebenfalls bei Bluthochdruck. Hautreizend/-irritierend – ge-
ring dosieren bei Aromabad, Körperölen, Massage. Toxisch
bei Einnahme hoher Dosierungen (leberschädigend).

Verbena (Verbena officinalis, tryphilla)
Herkunft: Südamerika, Südfrankreich, Nordafrika, Italien.
Gewinnung: Destillation der Blätter des Busches.
Konsistenz/Farbe: dünnflüssig, hellgelb.
Duftcharakter: zitronenartig, leicht, frisch.
Wirkungen: magenstärkend, leicht stimmungserhellend, gei-
stig anregend, herzstärkend und beruhigend, milchbildend,
wehenfördernd.
Anwendungen: grippale Infekte, Appetitmangel, chronische
Magenschwäche, geringe Muttermilch, Geburtshilfe, Schwin-
del, Herzschwäche, gelegentliche Herzrhythmusstörungen,
Akne, Bindegewebsschwäche, Muskelschwäche, geistige Erschöpfung, Konzentrationsschwäche, Kreativitätsmangel,
Antriebsschwäche, Depressionen.
Anmerkungen: Zitronenverbene (Lippia citriodora) und andere ähnlich duftende Öle werden oftmals unter dem Handels-
namen Eisenkraut oder Verbena angeboten, es handelt sich
hier aber nicht um das reine Verbena. Echtes Eisenkraut oder
Verbena ist sehr teuer und wird meistens mit Litsea oder Lemongras gestreckt angeboten. Solange das auf der Flasche
deklariert ist, tut das der Wirkung natürlich keinen Abbruch.
Einschränkungen: Bei Schwangerschaft gering dosieren. Ma-
genschleimhautreizend/-irritierend. Photosensibilisierend bei
starker UV-Strahlung in Hautölen.

Vetiver (Vetiveria zizanoides)
Herkunft: Madagaskar.
Gewinnung: Destillation der Wurzeln des Grases.
Konsistenz/Farbe: dickflüssig, dunkelbraun.
Duftcharakter: erdig, waldig, herb, moosig.
Wirkungen: beruhigend, nervenstärkend, östrogenartig, aphrodisierend, hautpflegend.
Anwendungen: Nervosität, neurovegetative Störungen, Unfruchtbarkeit (empfängnisfördernd), Östrogenmangel, Dickdarminfektionen, nervöser Darm, chronische Hautfunktionsstörungen, allgemeine Hautpflege, trockene Haut, Unsicherheit, Entwurzelung, innere Unruhe, Angstzustände.
Anmerkungen: Eigenwilliger Duft, der gewöhnungsbedürftig ist. Aber dafür ermöglicht er tiefgehende Entspannung. Das dickflüssige Öl muß gut geschüttelt werden, um sich in Mischungen oder Zubereitungen aufzulösen.

Wacholder (Juniperus communis)
Herkunft: Frankreich, Griechenland, Jugoslawien.
Gewinnung: Destillation der Früchte des Busches.
Konsistenz/Farbe: dünnflüssig, klar (Gin).
Duftcharakter: würzig, aromatisch.
Wirkungen: stark antiseptisch, nierenwirksam, harntreibend, entgiftend, nervenstärkend, allgemein tonisierend und kräftigend, krampflösend, gewebefestigend und -verengend, adstringierend, infektionshemmend, abführend, magenstärkend, verdauungsanregend, blutreinigend.
Anwendungen: allgemeine körperliche Schwäche, Nervosität, Nervenschwäche, Blutvergiftung, Kehlkopfentzündung, Verstopfung, Blähungen, Koliken, Magen-/Darmkrämpfe, Nierensteine, Blasenkatarrh, Würmer, Harnwegsentzündungen/ -infektionen, schmerzhaftes Urinieren, Ausfluß aller Art, ausbleibende Menstruation, Erektionsschwäche, Rheuma, Gicht, Hämorrhoiden, Hautpflege (hautstraffend und

entgiftend), Hautreinigung, Hautentzündung, Wunden, Wundreinigung, Akne, Ekzeme, Schuppenflechte, Geschwüre (äußerliche), Cellulite, geistige Erschöpfung, Unklarheit, Angstzustände, Negativität.

Anmerkungen: Wacholder ist eine alte Heilpflanze, deren Aussage »Reinigung und Klarheit« ist. Das betrifft sowohl Körper als auch Geist, da man Wacholder in Räucherungen zur Vertreibung böser Geister nahm.

Einschränkungen: Bei Schwangerschaft gering dosieren.

Weihrauch (Boswellia carterii, thurifera)
Herkunft: Jemen, Somalia.
Gewinnung: Destillation des Harzes des Baumes.
Konsistenz/Farbe: dünnflüssig, klar bis gelblich.
Duftcharakter: harzig, rauchig.

Wirkungen: hautpflegend, gefäßverengend, adstringierend, harntreibend, leicht aphrodisierend, entzündungshemmend, uteruswirksam, beruhigend.

Anwendungen: Atemwegserkrankungen, schmerzhafte Verdauungsstörungen, Infektionen der Harnwege, der Blase, der Nieren, träge Leberfunktionen, Gebärmutterleiden, Blutungen, Leukorrhöe, Gonorrhöe, Spermatorrhöe, überlange Menstruation, Hautpflege, Regeneration der reiferen Haut, Zellerneuerung, Verwirrung, innere Unruhe und Rastlosigkeit, Angstzustände.

Anmerkungen: Der Duft der katholischen Kirchen bietet mehr als nur duftenden Rauch: ein kostbares Öl für die Meditation, Innenschau und tiefe Entspannung. Bewußtseinserweiternde Wirkungen werden dem Weihrauch nachgesagt, aber auch seine exzellente Pflegewirkung auf die – vor allem reife – Haut machen es zu einem wertvollen Bestandteil der aromatischen Hausapotheke.

Einschränkungen: Bei Schwangerschaft gering dosieren.

Ylang-Ylang (Cananga odorata)
Herkunft: Komoren, Madagaskar, Haiti, Réunion, Philippinen.
Gewinnung: Destillation der Blüten des Baumes.
Konsistenz/Farbe: dünnflüssig, gelblich.
Duftcharakter: intensiv süß, schwer, fast narkotisch.
Wirkungen: hautpflegend, aphrodisierend, herzregulierend, blutdrucksenkend, adrenalinsenkend, beruhigend.
Anwendungen: Nervosität, Bluthochdruck, Herzrasen, Dispnoe, Schlaflosigkeit, Erektionsschwäche/Frigidität, Hautpflege, spröde, rauhe Haut, Zellerneuerung, Aggressivität, Angstzustände, Depressionen.
Anmerkungen: Sehr lang anhaltender und intensiver Duft, der gering dosiert werden muß, um keine gegenteiligen Wirkungen auszulösen. Qualitativ riechbare Unterschiede zwischen den verschiedenen Güteklassen »Complet« bis »III«. Riechen Sie selbst, welche Qualität Ihr Geld wert ist. Die Wirkung ist jedenfalls gleich.

Zedernholz (Cedrus atlantica, deodora, previfolia)
Herkunft: Marokko, Frankreich, Libanon.
Gewinnung: Destillation der Holzspäne oder des Sägemehls des Baumes.
Konsistenz/Farbe: dünnflüssig, gelblich.
Duftcharakter: holzig, herb, leicht kampfrig.
Wirkungen: hautpflegend, schleimlösend, lymphanregend, blasenwirksam, entspannend, haarstärkend, harntreibend, adstringierend, insektenfeindlich, aphrodisierend.
Anwendungen: Erkältung und Schnupfen, chronische Bronchitis, Harnwegsinfektionen, Blasenentzündung, Nierenbeckenentzündung, Gonorrhöe, Nervosität, Nervenschmerzen, fette Haut, Hautentzündung, Akne, Schuppenflechte, Hautjucken, Ekzeme, fettiges Haar, feines Haar, Schuppen, Depressionen, Angstzustände, Irritation.

Anmerkungen: Das echte Zedernholz ist in seinem Ursprungs-
land Libanon rar geworden, weil es zum Bau von Möbeln und
Gebäuden eingesetzt wurde. Der Vorteil war, daß Parasiten
aller Art abgewehrt wurden und die Räume diesen feinen,
holzigen Duft hatten. Heute können Sie aus dem Öl der fran-
zösischen oder marokkanischen Zedernöle den gleichen Nutzen ziehen: Holz einreiben mit dem Öl gegen Holzwürmer,
das Öl auf Duftstreifen in den Schrank hängen gegen Motten
und dabei nicht vergessen, auf die Deklarierung des Öls zu
achten: Der Baum Juniperuns virginana oder mexicana ist
keine echte Zeder! Warum, lesen Sie gleich anschließend.
Einschränkungen: Bei Schwangerschaft gering dosieren.
Nicht empfohlen bei Epilepsie (nur Typ J. virginiana, mexicana). Hautreizend/-irritierend – gering dosieren bei Aromabad, Körperölen, Massage.

Zimt und Cassia (Cinnamomum ceylanicum, aromaticum
cassia)
Herkunft: Ceylon, China, Südostasien.
Gewinnung: Destillation der Blätter, Rinde des Zimtstrau-
ches (Cassia: aus den Blüten des Zimtbaumes).
Konsistenz/Farbe: dünnflüssig, gelblich.
Duftcharakter: warm, würzig, süßlich bis herb.
Wirkungen: stark antiseptisch, wärmend, krampflösend, anregend, herzstärkend, nervenstärkend, blutstillend, kreislaufanregend, durchblutungsfördernd, fäulnishemmend, adstringierend, aphrodisierend, menstruationsfördernd.
Anwendungen: Körperliche Schwächezustände, Kältegefühl,
grippale Infekte, Husten, schmerzhafte Verdauungsstörungen,
Magenschwäche, Darmkrämpfe, Darmfäulnis, ausbleibende,
verspätete sowie mit hohem Blutverlust begleitete Menstruation, Muskelverhärtung, Erektionsschwäche/Frigidität, Zahnfleischbluten, Mundfäule, Nervenschwäche, Herzschwäche,
Krätze, Läuse, Gefühlskälte, Anspannung, Angstzustände.

Anmerkungen: Sehr wertvolles Öl zur Wärmung von Körper und Raumluft. Aber gering dosieren. Besonders Zimtrinden-öl ist sehr stark hautreizend/-irritierend, und es bedarf eigentlich nur 2 Tropfen in einer vollen Badewanne, um in den Genuß der wärmenden und anregenden Wirkung des Öls zu kommen. In der Raumluft – vor allem im Winter – ein sehr schöner Duft, der desinfizierend wirkt und vor Ansteckung bei Infektionskrankheiten schützen kann. Cassia duftet wesentlich blütiger als alle anderen Zimtöle.
Einschränkungen: Bei Schwangerschaft gering dosieren.

Zirbelkiefer siehe Nadelhölzer

Zitrone (Citrus limonum)
Herkunft: Mittelmeerraum, USA.
Gewinnung: Pressen der Schale der Frucht.
Konsistenz/Farbe: dünnflüssig, gelblich.
Duftcharakter: spritzig, frisch, leicht.
Wirkungen: stark antiseptisch, entschlackend, entgiftend, blutbildend, blutstillend, herzstärkend, krampflösend, fiebersenkend, nervenstärkend, harntreibend, verdauungsfördernd, blutdrucksenkend, kreislaufanregend.
Anwendungen: Körperliche und geistige Schwächezustände, sämtliche Infektionskrankheiten, Kopfschmerzen, Fieber, grippale Infekte, Angina, Verdauungsstörungen, Magengeschwüre, anhaltender Durchfall, Ruhr, Typhus, Würmer, Appetitmangel, Arterienverkalkung, Bluthochdruck, Blutmangel, Bluteindickung, Blutungen, übermäßiger Blutverlust bei Menstruation, Leberfunktionsschwäche, Gelbsucht, Rheuma, Gicht, Arthritis, Gonorrhöe, Syphilis, eiternde Wunden, Hämorrhoiden, fettige Haut, schlaffe Haut, Akne, Pickel, Flechten, Krampfadern, Furunkel, Ausschlag, Warzen, Cellulite, Insektenstiche, Konzentrationsschwäche, Verwirrung, mangelnder Antrieb.

Anmerkungen: Zitronenöl ist ein Allzweckreiniger für Körper und Geist: Es reinigt Haut und Blut, klärt die Gesichtshaut, hilft zum Konzentrieren des Geistes und bündelt die Energie des gesamten Wesens. Räume, die mit Zitrone beduftet sind, werden als reiner, klarer und gesünder betrachtet. Menschen, die darin arbeiten oder leben, fühlen sich klarer, reiner und gesünder und schaffen damit eine gute Voraussetzung für präzise, klare Gedanken und Arbeiten. Die Raumluft wird durch das sehr stark antiseptische Öl desinfiziert, was vor allem in den Wintermonaten ein Segen sein kann. Üble Gerüche werden durch den Duft des Öls ebenso radikal eliminiert.
Einschränkungen: Photosensibilisierend bei starker UV-Strahlung in Hautölen. Hautreizend/-irritierend – gering dosieren bei Aromabad, Körperölen, Massage.

Zypresse (Cupressus sempervirens)
Herkunft: Mittelmeerraum, Algerien.
Gewinnung: Destillation der Früchte und Zweigspitzen des Baumes.
Konsistenz/Farbe: dünnflüssig, klar.
Duftcharakter: frisch, würzig, harzig.
Wirkungen: beruhigend, uteruswirksam, gefäßverengend, blutstillend, östrogenartig, schleimlösend, adstringierend, schweißhemmend, leberwirksam, venenstärkend, krampflösend, antiallergisch.
Anwendungen: Keuchhusten, Krampfhusten, Bluthusten, grippale Infekte, Zahnfleischbluten, Leberfunktionsstörungen, überlange Menstruation, Eierstockerkrankungen, Beschwerden im Klimakterium, Hämorrhoiden, Krampfadern, Bettnässen, eitrige Prozesse, Allergien, fettige Haut, Akne, Schweißfüße, Cellulite, innere Unruhe, Gereiztheit, Nervosität, Ziellosigkeit, schwere psychische Belastung.
Einschränkungen: Nicht empfohlen bei Epilepsie.

Hydrolate

Wie Sie bereits bei der Herstellung ätherischer Öle erfahren
haben, werden viele Öle durch Destillation gewonnen. Das
verbleibende Wasser enthält kleinste Mengen (0,5 %–1,5 %)
der wasserlöslichen Anteile ätherischer Öle des Duftstoffes. Es
duftet nicht so intensiv wie ein ätherisches Öl, was auch nicht
möglich ist, da es nur geringste Bestandteile des Öls hat.
Meistens sind die Hydrolate, wie diese Wässer genannt werden, farblos. Vielleicht haben Sie sie schon benutzt, ohne es
zu wissen: als Rosenwasser in der Kosmetik oder beim Kochen. Blütenwasser wurden die Hydrolate früher bezeichnet,
aber das wäre nicht die richtige Bezeichnung, da es Hydrolate auch von Blättern, Hölzern und Wurzeln gibt – eben
von allem, was destilliert wird. Die kostbaren Eigenschaften
der Hydrolate sind bis heute weitgehend unbekannt oder un-
beachtet geblieben, deswegen sollte diesen Mitteln hier etwas mehr Platz eingeräumt werden als üblich.
Sie haben den Vorteil, daß sie nicht hautreizend sind, keine
toxischen Eigenschaften besitzen, nicht schleimhautreizend
wirken und über den Riechsinn auch nicht narkotisieren
können. Dafür wirken sie kühlend (äußerlich aufgetragen),
adstringierend   (Aromakosmetik),   entzündungshemmend
(innerlich und äußerlich) und tragen die Informationen des
ätherischen Öls bzw. der Pflanze, die destilliert wurde, in sich.

Ausgehend von der Theorie, daß die Schwingungen der
Pflanze auch im Wasser enthalten sind (siehe Bachblüten-
Essenzen), kann ein Hydrolat die gleichen Wirkungen ent-
falten wie ein ätherisches Öl.
So eignen sich Hydrolate als kosmetisches Mittel zur Hautrei-
nigung und Pflege (Myrte, Minze, Rose, Orangenblüte) oder
können als Kompressen (Gesichtskompresse bei unreiner
Haut, Körperkompresse bei Zerrungen) ohne Hautreizung pur

genommen werden. Bei der Herstellung kosmetischer Zubereitungen wie Cremes, Lotionen, Reinigungswässer, Gesichtstonika können sie den üblichen Wasseranteil vollständig oder teilweise ersetzen.

Bei der Pflege der sehr empfindlichen Haut von Kleinkindern können sie ohne Bedenken ins pflegende Bad, zur Linderung von Entzündungen oder zur Reinigung eingesetzt werden.

Als Badezusatz brauchen sie keinen Emulgator wie ätherische Öle und können sogar innerlich genommen werden, was bei ätherischen Ölen ausgeschlossen ist. Nach eigenen Erfahrungen wirken Hydrolate aus der Duftlampe ebenso entspannend, harmonisierend oder stimulierend wie die mit ihnen gewonnenen ätherischen Öle, aber wesentlich sanfter – ohne die mögliche Reizung des Trigeminusnervs, der sich bei einer etwas zu hohen Dosierung sofort beschwert.

Beim Kochen können Sie sie wirklich unbedenklich zum Verfeinern von Soßen, Marinaden und Getränken einsetzen. Viel Freude beim Ausprobieren und Genießen!

Die aromatische Hausapotheke

Nach so umfangreichen Informationen über ätherische Öle und Hydrolate dürfte die legitime Frage auftauchen, was Sie denn wirklich brauchen. Zwar hat jedes ätherische Öl seine Besonderheiten und mag für spezielle Situationen angebracht sein, doch gibt es eine kleine Auswahl, mit denen Sie die meisten Disharmonien oder alltäglichen Leiden behandeln können.

Die Aroma-Hausapotheke sollte beinhalten:
Teebaum/Tea tree
Lavendel
Bergamotte
Römische Kamill
Orange
Zitrone
Myrte
Muskatellersalbei
Rosmarin
Wacholder
Rose
Ylang-Ylang
Zeder
Vetiver
Angelikawurzel

Zutaten für verschiedenste Anwendungen
als Gesichts-Körper-Massageöl, Haarkuren:
Jojobaöl – Mandelöl – Johanniskrautöl – Aloe-Vera-Öl/Gel

als Emulgatoren und Badezusätze:
Meersalz – Honig – Sahne – Milch

als Basis zur Körperpflege und Reinigung:
Neutrale Gesichtscreme, Bodylotion, Shampoo

als milde Variante der ätherischen Öle in vielen Anwendungen:
Hydrolate

Umgang mit ätherischen Ölen

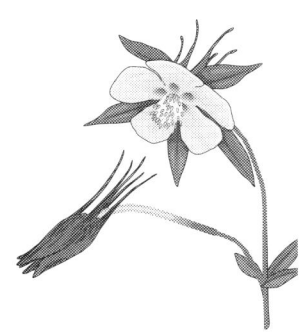

Achten Sie beim Kauf der ätherischen Öle auf die richtige Bezeichnung, die Sie vor Fehlkäufen bewahrt. Auf den Flaschen muß es heißen »reines ätherisches Öl«. Duftöle, Parfümöle, naturidentische Öle (nid-Öle), Mischungen aus ätherischen Ölen und nid-Ölen können Ihnen nicht die Wirkungen garantieren, die in diesem Buch bei den Ölen beschrieben sind. Im Gegenteil: Die synthetischen Öle sind nun einmal aus Erdöl hergestellt und nicht in der Pflanze entstanden, die der Duft und das Etikett der Flasche vorgeben.

Verschließen Sie Ihre Flaschen immer gut, da sich die Öle sonst auflösen und schneller oxydieren. Je mehr Luft in den Flaschen ist, desto schneller oxydiert ein Öl. Heben Sie daher halbvolle oder viertelvolle Flaschen nicht sehr lange auf, sondern verbrauchen Sie den Inhalt zügig. Oft ist es nicht durch Riechen feststellbar, wann das ätherische Öl bereits stark oxydiert ist. Die meisten Hersteller geben bereits ein Haltbarkeitsdatum an, das Sie davor schützt, das Öl zu lange aufzubewahren.

Ätherische Öle können *ungeöffnet* mindestens 2 Jahre aufbewahrt werden, Absolues mindestens 3 Jahre. Zitrusöle (Bergamotte, Orange, Zitrone etc.) haben eine Haltbarkeit von 6 Monaten nach dem ersten Öffnen und können länger haltbar sein,

wenn sie im Kühlschrank aufbewahrt werden. Die Flaschen
sollen nicht in der Sonne oder an sehr warmen Plätzen ste-
hen. Ihr Glas muß aus lichtschützendem braunem Glas sein.

Das ätherische Öl ist entflammbar – bei jedem Öl gibt es einen speziellen Flammpunkt – und sollte niemals direkt ins
offene Feuer oder auf heiße Saunasteine gegeben werden.
Aufgrund ihrer starken Konzentration sind sie äußerlich –
mit Ausnahme von Lavendel und Teebaum – immer ver-
dünnt anzuwenden. Die starke Konzentration sollte Sie auch
dazu anhalten, die Öle immer in geringen Mengen einzusetzen – sie sind nicht mit Pflanzenauszügen oder gleichlau-
tenden Pflanzenölen (siehe Johanniskraut) zu verwechseln.

Die Anwendung von ätherischen Ölen für Kleinkinder und
größere Kinder (ab 4. Lebensjahr) ist sehr vorsichtig zu
handhaben. Kleinkinder sollten nur geringste Mengen in Bädern und Körperölen erhalten, hier ist am besten auf Hydrolate auszuweichen. Kinder können die halbe Dosierung von
Erwachsenen erhalten. Wichtig: Verwahren Sie Ihre Öle so,
daß sie für Kinder unerreichbar sind. Achten Sie beim Kauf
auf kindersichere Verschlüsse.

Ätherische Öle lösen sich in Wasser nur mit einem Emulgator auf. Dazu können Honig oder Sahne genommen werden.
In fetten Ölen lösen sie sich jedoch sehr gut auf und werden
auch über das Hautfett gut aufgelöst und dadurch schnell
aufgenommen.

Auf keinen Fall sollen ätherische Öle in hohen Dosierungen
und über längere Zeiträume eingenommen werden. Grundsätzlich können einige Tropfen der hier geschilderten Öle
keine schweren Schäden nach sich ziehen, jedoch ist zu be-
achten, daß jeder auf jede Substanz allergisch reagieren

kann. Auch muß beachtet werden, daß bei medikamentöser oder homöopathischer Behandlung keine Aromatherapie betrieben werden soll. Zumindest müssen Sie sich mit dem behandelnden Arzt darüber abstimmen.

Bei sehr niedrigen Temperaturen tendieren einige Öle, insbesondere aber die Absolues, dazu, fest zu werden. Dickflüssige Öle wie Sandelholz und Vetiver können bereits bei Raumtemperatur aus den Flaschen tropfen.

Aufgrund der verschiedenen Duftstärken sind die Mengen der Öle, die Sie für die Duftlampe, das Aromabad oder Körperöle nehmen, angemessen zu dosieren. Eine Übersicht findet sich im Anhang.

Ebenso verschieden ist die Dauer, wie lange sich ein Duft hält. Manche Düfte verfliegen bereits nach wenigen Minuten, manche halten sich über Stunden in der Raumluft oder an Ihrem Körper. Auch hier ist wieder angemessen zu dosieren. Eine Übersicht dazu findet sich im Anhang.

Vielfalt der Bezeichnungen

Außer dem Namen des ätherischen Öls oder Absolues finden sich immer wieder eine Vielfalt von Bezeichnungen in den Katalogen der Versandfirmen und auf den Flaschen im Fachgeschäft. Ein kleiner Exkurs soll Klarheit bringen.
Kontrolliert biologisch angebaute Öle (kbA) bedeuten für die therapeutische Anwendung, daß dieses Öl keine oder nur sehr wenige Biozide (Pflanzenschutz-Wachstumsmittel) enthält. Damit dürfte einer möglichen allergischen Reaktion vorgebeugt sein. Wer diese Qualität gerne kauft, um die betreffenden Betriebe zu unterstützen, tut etwas für sich und

den Umweltschutz, denn schließlich fließt das Geld wieder
an die Bauern zurück, die sich dem biologischen Anbau ver-
schrieben haben. Eine bessere oder stärkere Wirkung der Öle
ist aber nicht zu bemerken.

Wildwuchs bedeutet, daß dieses Öl von einer Pflanze gewonnen wurde, die nicht kultiviert worden ist, sondern
»wild«, sprich »frei«, gewachsen ist. Diese Pflanzen bilden
meistens noch eine größere Vielfalt von Abwehrstoffen in
ihren ätherischen Ölen, da sie nicht relativ geschützt und be-
hütet auf Feldern aufwachsen. Hier geht es um besonders
originale Duftstoffe. Eine bessere oder stärkere Wirkung
wurde bisher noch nicht beobachtet. Solche Öle sind teurer
als andere aus der Landwirtschaft.

Die botanische Bezeichnung der ätherischen Öls (Beispiel Lavendel: »Lavandula vera«) gibt Aufschluß über die Pflanze,
aus der das Öl gewonnen wurde. Das kann für den Spezialisten sehr bedeutsam sein, denn die Bezeichnung »Lavandula
hybrida« würde in diesem Fall auf »Lavandin« hinweisen, was
nun einmal nicht Lavendel ist, aber ähnlich duftet. Und so
gibt es für den Heilkundigen eine Reihe von Pflanzen, die
ganz spezielle Wirkungen haben aufgrund ihrer verschiedenen Inhaltsstoffe.

Falls auch noch das Herkunftsland auf dem Etikett steht, können Sie nach einiger Zeit des Umgangs mit den natürlichen
Düften bestimmt Unterschiede in den Düften – beispielsweise
eines Lavendels aus Südfrankreich und Rußland – feststellen.
Diese Information gibt dem Spezialisten und Therapeuten
eine wichtige Information, welche Qualität er zu erwarten
hat. Bisweilen können die unterschiedlichen Anbaugebiete
auch sehr unterschiedliche Inhaltsstoffe in der gleichen
Pflanze bewirken.

Vielfalt der Preise

Derjenige, der sich erstmalig auf die Duftreise begibt und die Preise ätherischer Öle kennenlernt, wird verwirrt sein. Da gibt es Lavendelöl, das 18 DM für 10 ml in einem Fachgeschäft und 6 DM auf dem Wochenmarkt kostet. Nun, der erste Preis wäre für ein qualitativ hochwertiges, reines Lavendelöl angemessen, letzterer Preis deutet auf ein qualitativ minderwertiges Öl hin. Durch Strecken mit Lavandin, fetten Ölen, synthetischen Duftstoffen können solche Preisunterschiede entstehen. Russisches Öl ist aufgrund der Marktsituation dort billiger zu erhalten, hat aber nun einmal nicht die Qualität des Lavendels der Provence.

Und so müssen Sie sich hüten vor billigen Angeboten, die immer einen Haken haben. Die großen und bekannten Anbieter ätherischer Öle haben aufgrund ihrer gleichen Einkaufsquellen und ihres Qualitätsbewußtseins sehr ähnliche Preise. Hin und wieder kommt es zu Sonderpreisen durch geschickten Einkauf oder spezielle Beziehungen zu Grossisten in den Anbaugebieten.

Was in Apotheken angeboten wird, ist oft recht preiswert und entspricht der DAB-Norm. Das bedeutet, daß dem Öl Inhaltsstoffe zugefügt oder entnommen sind, um ein normiertes Öl zu erhalten. Damit ist das Öl nicht mehr authentisch und muß vom therapeutischen Gesichtspunkt kritisch betrachtet werden.

Niemand hat die Möglichkeit, zu Hause die Qualität eines Öls zu überprüfen. Sie können feststellen, daß ein Öl fest wird, wenn Sie es in den Kühlschrank stellen. Sollte es sich um ein Absolue, Anis oder laut Etikett mit Jojobaöl gestrecktes Öl handeln, ist das zu erwarten. Alle anderen Öle sollten aber flüssig bleiben. Hinterlassen die Öle fettige Flecken auf einem Blatt Papier, sind sie mit Pflanzenöl ge-

streckt. Lösen sie sich im Wasser sofort auf, dann sind sie
synthetisch – am besten gleich wieder zurückgeben.

Einschränkungen

Es ist noch kein Mensch durch die Anwendung ätherischer
Öle zu Schaden gekommen. Solange Sie sich an die Dosierungen halten, die bei den Anwendungen vorgegeben werden, können sie Ihnen nur helfen.

Die Risiken und Einschränkungen einiger Öle beziehen sich
auf jegliche Benutzung des Öls in hohen Dosierungen bei
ständiger Anwendung. So können beispielsweise Öle, die in
extrem hohen Dosierungen bei ständiger Anwendung abor-
tiv wirken können und mit dem Hinweis **»Bei Schwangerschaft gering dosieren«**, versehen sind keinesfalls in der
Duftlampe oder bei geringer (1/3) Dosierung im Bad oder bei
der Massage diese Wirkungen verursachen.

Jedoch sollten bei **Epileptikern** die Düfte vorsichtshalber gar
nicht eingesetzt werden, die entsprechend gekennzeichnet
sind.

Diabetiker sollten bei Lavendel und Salbei nur mit geringsten Mengen in der Duftlampe, Bädern, Massagen etc. ex-
perimentieren.

Eine mögliche **Hautreizung** durch ätherische Öle ist ein rela-
tiver Begriff, denn jeder hat eine andere Haut. Seien Sie mit
diesen Ölen vorsichtig (anfänglich gering dosieren, dann
steigern) beim Aromabad, bei Massagen und kosmetischen
Zubereitungen.

Photosensibilisierung bedeutet, daß **starke UV-Strahlung**
beim Aufenthalt in der Sommersonne, im Gebirge oder am
Meer zu einer starken Bräunung – ähnlich einem starken
Sonnenbrand – und damit auch zu einer Hautschädigung
führen kann. Das ist besonders bei den Zitrusölen möglich.

Hier gilt der Grundsatz: Wer im Schatten liegt, liegt sicher. Keinesfalls sollten Körper-, Gesichts- oder gar Bräunungsöle mit einem hohen Anteil (1 % der Gesamtmenge einer Mischung aus Pflanzenöl und ätherischem Öl) der photosensibilisierenden Öle genommen werden.

Für den Fall, daß Sie bereits Allergien haben, können Sie einen Allergietest machen: Geben Sie 1 Tropfen des ätherischen Öls, das Sie benutzen wollen, in die Armbeuge oder auf das Brustbein und warten Sie einige Stunden ab, ob sich rote Flecken bilden. Wenn ja, weichen Sie auf ein anderes Öl aus, denn es gibt für keinen Zustand nur ein einziges Öl, das hilft.

Im Ernstfall

Sollten Sie oder Ihr Kind doch ätherische Öle in großen Mengen eingenommen haben, ist Erbrechen das schnellste und sicherste Mittel. Ansonsten sollten Sie sofort ins Krankenhaus gehen, wenn ungewöhnliche Anzeichen auftreten. Sind die Öle ins Auge gelangt, sollte man das Auge mit Butter oder Pflanzenöl auswaschen. Bei Hautreizung hilft Spülen mit viel Wasser.

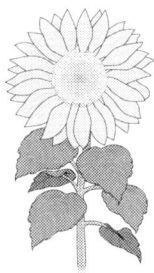

Anwendungen

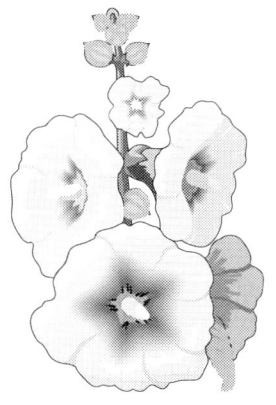

Bei allen Anwendungen, die im weiteren besprochen werden, ist es wichtig, daß Sie die Dosierung – die hier als Durchschnittsmittel angegeben wird – nicht überschreiten. Bei sehr empfindlicher Haut und sehr empfindlichem Riechsinn beginnen Sie besser mit der Hälfte der Dosierungen und warten auf die Reaktion Ihres Körpers. Bei ernsthaften Erkrankungen sollten Sie auf jeden Fall einen Heilkundigen (Arzt/Heilpraktiker/Therapeuten) aufsuchen. Machen Sie keine (diesem nicht bekannte) Selbstheilversuche nebenbei, sondern sprechen Sie das mit ihm ab.

Nehmen Sie keine ätherischen Öle ein, so sehr es auch dazu verführt, sich damit zu helfen. Die Reaktion Ihres Körpers, Geistes oder Ihrer Psyche kann innerhalb weniger Momente oder nach einigen Minuten eintreten, was nicht generell vorausgesagt werden kann.

Im allgemeinen reagiert jeder auf Düfte augenblicklich, was Bewußtheit, Konzentration, Stimulation angeht. Die Wirkungen des Aromabades, der Aromamassage, der Inhalation oder Einreibung kann aber auch erst längere Zeit nach der Anwendung eintreten.

Die körperlichen Wirkungen klingen normalerweise nach einmaliger Anwendung bald ab, bleiben aber bei wiederholter Anwendung konstant. Die psychischen Wirkungen können selbst bei einmaliger Anwendung lange anhalten.

Bei chronischen Zuständen empfehlen sich auf jeden Fall
mehrmalige Anwendungen. Selbst wenn sich körperlich eine
Besserung einstellt, sollte die Anwendung noch für einige
Tage fortgesetzt werden, um mögliche Reste von Keimen,
Bakterien, Pilzen etc. zu befreien. Kosmetische Anwendungen sind selbstverständlich auf lange Sicht erst richtig wirksam. Keine Haut und kein Gewebe verändert sich durch ein
einmaliges Auftragen eines Körperöls nachhaltig.

Raumbeduftung

Aromatherapie fand ihren Platz in vielen Haushalten durch
die Duftlampe. Abgesehen von den verschiedensten Formen
und Materialien haben alle das gleiche Prinzip: Sie verdun-
sten Wasser und ätherische Öle durch eine Wärmequelle, die
eine Kerze oder eine Glühbirne sein kann. Füllen Sie zuerst
Wasser ein und tropfen Sie dann die ätherischen Öle dazu,
abschließend einschalten oder anzünden, fertig.
Am besten steht Ihr Duftobjekt an einem Platz, wo etwas
Luftbewegung ist, so z. B. auf der Fensterbank. Um so
schneller werden die Düfte im Raum verbreitet. Es ist ratsam,
die Duftlampe regelmäßig mit Seife, Essig oder Alkohol zu
reinigen, da sich immer Rückstände von Harzen in den
Schalen sammeln. Das würde die Lampe nicht ansehnlich
machen und auch keine reinen Düfte mehr erlauben.

Die Dosierung ist hier schwerlich genau vorzugeben, denn es
hängt a) von der Intensität der Düfte, b) von der Größe des
Raumes und c) von Ihrer Riechempfindlichkeit ab, wieviel
Tropfen ätherische Öle Sie nehmen können. Beginnen Sie
mit geringen Mengen, steigern Sie nach Belieben.
Bedenken Sie, daß die Düfte auch dann noch im Raum sind,
wenn Sie nichts mehr zu riechen glauben. Ihr Riechsinn hat

sich an sie gewöhnt, doch sie wirken trotzdem. Ein häufiges Wechseln der Düfte innerhalb weniger Stunden und ständiges Nachfüllen sind keine guten Maßnahmen, es würde zu Nervenreizungen führen, die sich mit Übelkeit, innerer Unruhe und Konzentrationsmangel bemerkbar machen können.
Die Standarddosierung für 25 m^2 Raum ist 4 – 8 Tropfen.

Duftsteine können sehr viel ätherische Öle aufnehmen und haben den Nachteil, daß sie den Eigenduft der ersten Mischung ätherischer Öle nie mehr verlieren. D. h., Sie sollten bei einem Duftstein innerhalb einer Duftgruppe bleiben, so z. B. bei Zitrusdüften oder Holzdüften. Es gibt keine wirklich ökonomische Weise, den Stein zu reinigen. Plazieren Sie den Stein auf der Heizung, neben dem Bett, auf der Fensterbank, auf dem Schreibtisch, um in den Genuß der Düfte zu kommen.

Duftventilatoren haben den Vorteil, daß sie innerhalb kürzester Zeit den Raum schnell beduften. Ihre Duftfliesen sind austauschbar und sollten auch immer nur eine Art von Düften enthalten. Legen Sie sich vorsichtshalber einen kleinen Vorrat an Duftfliesen zu.

Kombinierte Luftbefeuchter und -bedufter sind natürlich in den Wintermonaten eine sehr elegante Lösung und sehr hilfreich für das Wohlbefinden.

Die Raumbeduftung schafft nicht nur grundsätzlich eine behagliche oder das Wohlbefinden steigernde Atmosphäre, sondern führt über die speziell ausgewählten Düfte zu den verschiedensten geistigen, körperlichen oder emotionalen Veränderungen. Darüber hinaus werden die Keime in der Luft abgetötet und die Raumluft ionisiert.
Mischungen für die Duftlampe (Mengenangaben in Tropfen, bei kleinem Raum von dieser Mischung 3 – 4 Tropfen nehmen)

- anregend und erfrischend: 2 Bergamotte, 5 Melisse, 1 Zeder, 1 Muskatellersalbei
- desinfizierend: 4 Rosmarin, 4 Zimt, 4 Bergamotte
- harmonisierend: 3 Rose, 6 Lavendel
- entspannend: 6 Weihrauch, 4 Patchouli, 2 Bergamotte
- frisch, holzig, warm: 2 Douglasie, 3 Myrte, 4 Lemongras
- konzentrationsfördernd: 4 Lemongras, 2 Pfefferminze, 2 Basilikum
- meditative Atmosphäre: 6 Weihrauch, 1 Bergamotte, 1 Sandelholz

Inhalation

Inhalationen sind vor allem für Erkrankungen der Atemwege gut. Dabei werden die ätherischen Öle durch das heiße Wasser schnell aufgelöst und gelangen über die Atemluft in die Atemwege, Lunge und Stirnhöhlen. Also ist hier (mindestens 10 Minuten) tief und gleichmäßig durch die Nase ein- und durch den Mund auszuatmen. Diese Anwendung ist angezeigt bei Heiserkeit, Kehlkopfentzündung, Erkältung, Grippe, Bronchitis, Asthma, Neben-Stirnhöhlenentzündung, Nebenhöhlenverstopfung. Die Inhalation ist mehrmals täglich durchzuführen. Falls Sie unterwegs oder am Arbeitsplatz sind, wirkt auch eine Inhalation einiger Tropfen einer Mischung auf ein Taschentuch.
Nehmen Sie 1 – 2 Liter Wasser und 5 Tropfen ätherische Öle.

Rezepte für Dampfinhalation (Mengenangaben in Tropfen)
- Asthma: 3 Lavendel, 1 Minze
- Erkältung, Grippe: 1 Eukalyptus, 2 Salbei, 1 Latschenkiefer, 1 Rosmarin
- schleimlösend: 2 Majoran, 2 Basilikum

Gurgeln

Bei Halsschmerzen, Kehlkopfentzündungen, Schwellungen im Hals, Angina helfen Gurgellösungen. Nehmen Sie 1 Tasse warmes Wasser und 3 Tropfen ätherische Öle.

Mundspülung

Entzündungen im Mundbereich, Fisteln, Verletzungen, Abszesse etc. werden mit der gleichen Dosierung wie bei Gurgeln durchgeführt.

Rezepte Gurgeln:
- Antiseptische Lösung zum Gurgeln bei Grippe/Angina: 100 ml Tea-Tree-Hydrolat, 2 Tea-Tree, 5 Cajeput, 2 Salbei, 5 Minze, 2 Ravensara
- Entzündungen (vorbeugend): 100 ml Pfefferminze-Hydrolat, 7 Minze, 3 Myrte, 2 Myrrhe, 2 Niauoli, 2 Teebaum, 6 Litsea
- Halsschmerzen: 3 Sandelholz, 2 Tea-Tree auf 1 Tasse Wasser gut verschüttelt

Kompressen

Kalte Augenkompressen können bei brennenden und schmerzenden Augen durch lange Arbeit am Bildschirm sehr wirksam sein. Warme Augenkompressen sind hilfreich bei Entzündungen. Nehmen Sie 1 Tasse Wasser und 1 Tropfen ätherisches Öl.

Kompressen werden mit heißem Wasser bei Krämpfen, Schmerzen, Abszessen, Koliken, Verspannungen, Haut-

störungen gemacht. Gesichtskompressen werden mit war-
mem Wasser gemacht und können vorteilhaft bei Hautunreinheiten zur Hautreinigung sein. Kalte Kompressen wirken
fiebersenkend und schmerzlindernd. Anzuwenden bei Verstauchungen, Sehnenentzündungen, Blutergüssen, Schwellungen. Gelegentlich auch bei Kopfschmerz und Migräne.
Nehmen Sie 2 Liter Wasser und 5 – 8 Tropfen ätherische Öle.

Rezepte heiße Kompressen (Mengenangaben in Tropfen
basierend auf 1 Liter heißes Wasser):
– Koliken: 2 Basilikum, 2 Rosmarin, 1 Fenchel
– Menstruationskrämpfe: 5 Muskatellersalbei, 2 Majoran,
   1 Basilikum
– schmerzlindernd: 2 Pfefferminze, 2 Lavendel, 1 Röm.
   Kamille

Rezepte kalte Kompressen (Mengenangaben in Tropfen, basierend auf 1 Liter Wasser, kalt):
– fiebersenkend: 2 Eukalyptus, 2 Zitrone (als Fußwickel)
– Katerkopfschmerz: 4 Geranie, 1 Zitrone (Stirnkompresse)
– Prellungen/Quetschungen: 2 Lavendel, 2 Fenchel

Augenkompressen (Mengenangaben in Tropfen, basierend
auf 1 Tasse Wasser, lauwarm)
– Entzündung, müde, entzündete Augen: 1 Rose oder 1 Lavendel (mit Wattebausch auflegen)

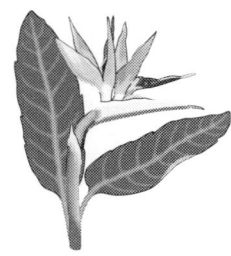

Aromabad

Das Aromabad kann Sie stimulieren oder entspannen, es kann eine Wohltat für Ihre Nerven, Ihren gesamten Organismus, Ihre Haut sein oder aber auch Ihre Emotionen und Ihren geschäftigen Geist beruhigen. Je nach den Düften, die Sie einsetzen, können entweder nur eine oder alle Wirkungen gleichzeitig erzielt werden. Dazu werden Sie im nächsten Teil des Buches beim Mischen wichtige Informationen bekommen.

Wie bereits bemerkt, lösen sich die ätherischen Öle nicht im Wasser auf. Nehmen Sie zum Emulgieren der Öle Sahne, Honig oder Milch, verrühren Sie die ätherischen Öle darin und geben Sie Ihre Mischung in das heiße Wasser. Baden Sie mindestens 15 Minuten. In dieser Zeit legen sich die ätherischen Öle auf die gesamte Haut des Körpers, dringen ein und werden durch die Blutgefäße der Unterhaut dem Blutkreislauf zugeführt. Gleichzeitig üben die Düfte der ätherischen Öle ihre speziellen Wirkungen auf Ihren Riechsinn aus. So kann gesagt werden, daß diese Anwendung sehr vielseitig ist: Hautpflege, Stimulation des Riechsinns und Behandlung des gesamten Organismus.

Achten Sie hier auf blutdrucksteigernde, blutdrucksenkende und möglicherweise hautirritierende Wirkungen der Öle bei individueller Disposition Ihrerseits. Eine schöne Ergänzung des Bades kann das Zusetzen von anderen Mitteln sein: Meersalz (Harmonisierung des Elektromagnetismus des Körpers – wichtig bei Arbeiten mit elektrischen Geräten), Mandelkleie (Reinigung der Haut), Zitronensaft (Reinigung und Klärung der Haut) oder Pflanzenöle, z. B. Jojobaöl/Mandelöl (für geschmeidige Haut, als rückfettende Substanz für trockene Haut) – Johanniskrautöl (bei Depressionen und Angstzuständen).

Sitzbäder oder Fußbäder sind ebenfalls sehr hilfreiche An-

wendungen. Das Sitzbad kann bei Unterleibsstörungen genommen werden. Fußbäder sind nicht nur angebracht bei
schmerzenden Füßen oder Fußgeruch, sondern haben – je
nach benutztem ätherischen Öl – Wirkungen auf den gesamten Organismus. Empfehlenswert ist, dabei die Füße gründlich zu massieren. Nehmen Sie 6 – 8 Tropfen.

Rezepte Aromabad (Mengenangaben in Tropfen):
- abwehrkräftesteigernd: 3 Angelikawurzel, 2 Tea-Tree,
  2 Thymian
- beruhigend: 2 Rose, 7 Lavendel, 2 Neroli
- entgiftend: 2 Geranie, 2 Rosmarin, 1 Wacholder, 1 Lavendel
- Erkältungsbad: 3 Lavendel, 2 Rosmarin, 2 Thymian (regt
  sehr an)
- erotisierend: 3 Jasmin, 1 Rose, 1 Ylang-Ylang
- streßlindernd: 4 Lavendel, 2 Neroli

Rezepte Sitzbad (Mengenangaben in Tropfen):
- Hämorrhoiden: 5 Zypresse, 3 Wacholder, 3 Weihrauch
- Herpes: 6 Lavendel, 3 Eukalyptus oder Melisse
- Menstruationsschmerzen: 4 Muskatellersalbei, 3 Majoran
- Vaginalinfektion, Ausfluß: 2 Rose, 6 Schafgarbe

Rezept Fußbad (Mengenangaben in Tropfen)
- Schweißfüße: 3 Lavendel, 3 Salbei, 1 Zypresse
- Schmerzen/Krämpfe: 4 Muskatellersalbei, 2 Lavendel

Aromamassage

Bei der Aromamassage kommen mehrere angenehme Erlebnisse zusammen: Sie werden berührt, die Düfte wirken auf
Ihren Riechsinn, die Öle pflegen und fetten Ihre Haut, Ihr

gesamter Organismus wird stimuliert. Unabhängig vom Stil der Massage ist dies eine der schönsten Anwendungen mit den stärksten Wirkungen auf das gesamte Wesen des Menschen. Die Zustände können von starker Stimulation bis zu tiefster Entspannung reichen.

Bei Herzschwäche, Krebs, schweren Infektionskrankheiten oder Schwangerschaft ist von der Massage abzusehen!

Nehmen Sie die entsprechenden Pflanzenöle, die für die Haut (normal, trocken, fett, entzündet, unrein) geeignet sind, oder eine fertige Bodylotion. Die vorbereitete Ölmischung sollte warm sein, damit der Berührte keinen Schock durch kalte Hände bekommt. Mischen Sie in einer Schale 50 ml Pflanzenöl/Lotion und 20 – 25 Tropfen ätherische Öle.

Für lokale Anwendungen, beispielsweise bei Muskelschmerzen, Krämpfen, Spasmen, Koliken, kann eine Einreibung sehr hilfreich sein; hier dürfen höhere Dosierungen genommen werden, sofern keine starke Hautreizung eintreten kann. Sie können die Dosierung verdoppeln bis verdreifachen.

Rezepte Aromamassage (Mengenangaben in Tropfen, basierend auf 50 ml fettes Pflanzenöl/Basisöl):
- Bindegewebsschwäche: 20 Orange, 5 Lemongras, 5 Zypresse
- antidepressiv: 8 Bergamotte, 2 Jasmin, 10 Ylang-Ylang
- entspannend: 5 Rose, 5 Vetiver, 5 Sandelholz, 3 Pampelmuse
- hautstraffend: 15 Lavendel, 4 Neroli, 4 Rose
- antirheumatisch: 10 Kampfer, 15 Rosmarin, 10 Eukalyptus
- Cellulite: 10 Zypresse, 3 Geranie, 2 Salbei

Einnahme

Zur Einnahme eignen sich Hydrolate, die nicht toxisch und
nicht schleimhautreizend sind. Ein Hydrolat können Sie
auch selbst herstellen, falls Sie kein entsprechendes finden.
Vermixen Sie einfach 2 – 3 Tropfen ätherische Öle mit
1000 ml handwarmem Wasser. Nehmen Sie davon maximal
12 Tropfen – 3 x täglich.

Anwendungen für Frauen

Für vaginale Entzündungen, Infektionen und Ungleichgewicht der Scheidenflora eigenen sich zwei wirksame Anwendungen: Die Aromabinde wird mit ungestreckten Ölen be-
tropft und wirkt allein durch die Nähe der ätherischen Öle,
die nicht in die Vagina gelangen müssen. Man nimmt dazu
2 – 3 Tropfen ätherische Öle.
Der Aromatampon wirkt dagegen wesentlich stärker und
kann bei akuten Störungen mehrfach täglich gewechselt
eingesetzt werden. Mischen Sie 30 ml Johanniskrautöl mit
20 ml Aloe-Vera-Öl (oder -Gel), also insgesamt 50 ml Pflanzenöl. Dazu geben Sie 10 Tropfen ätherische Öle.

Rezepte Aromatampon/-binde (Mengenangaben in Tropfen):
- Candida: Aromatampon 5 Lavendel, 5 Teebaum – 3x
  tägl. wechseln, voller Tampon. Aromabinde (2 – 3 Tropfen pur auf Binde)
- Vaginal-Entzündung: Aromatampon 5 Schafgarbe,
  2 Rose, 3 Lavendel

Unterwegs, auf Reisen

Für Reisekrankheiten und allerlei Unpäßlichkeiten, Jet-Lag, schlechte Luft in Hotelzimmern, Müdigkeit bei langen Autofahrten, Konzentrationsschwäche auf langen Tagungen, Übelkeit am Arbeitsplatz, Schnupfen unterwegs usw. brauchen Sie auf Ihre ätherischen Helfer nicht zu verzichten. Nehmen Sie sich einige Mischungen für alle Fälle mit.
Sie können jederzeit und überall eine Inhalation mit einigen Tropfen ätherischer Öle auf einem Taschentuch machen, beispielsweise im Flugzeug, wo die Schleimhäute der Nase austrocknen. Tropfen Sie Ihre Lieblingsmischung auf ein Tuch und legen Sie es im Hotelzimmer auf die Heizung, oder geben Sie Ihr Öl auch dort ins Badewasser.
Einige Tropfen Öl wie Verbena, Listea oder Minze auf einem Duftvlies oder -tuch im Auto machen Sie wieder frisch oder entspannen, wenn's mal staut. Und, und, und ... Ihren Möglichkeiten sind keine Grenzen gesetzt.

Aromakosmetik

Ätherische Öle können in Verbindung mit fertigen Cremes oder Lotions etc. sehr hautpflegend oder hautheilend wirken. Wichtig: Nie unverdünnt auftragen, mit Ausnahme des Lavendelöls. Das Zubereiten eines Hautöls für Gesicht, Körper oder Haare ist sehr einfach.
Durch die Wahl eines pflegenden Pflanzenöls ergibt sich dann eine Mehrfachwirkung der Basisöle und ätherischen Öle. Fertige Naturkosmetik-Cremes oder -Lotions werden am besten erst einmal im Wasserbad oder auf der Heizung vorgewärmt, so daß sie etwas flüssig werden, und dann die ätherischen Öle eingerührt oder gut vermischt.
Die Haltbarkeit von Gesichts-, Körper-, Bade- oder Massage-

ölen wird durch die fetten Pflanzenöle bestimmt, wobei die meisten dieser Öle maximal 12 Monate haltbar sind.
Haar- oder Gesichtswässer werden am besten aus reinen Brunnenwässern – keine Tafel- oder Mineralwässer – hergestellt, die Sie mit Hydrolaten qualitativ verbessern können. Oder Sie verzichten auf Brunnenwasser und nehmen pure Hydrolate, was am wirkungsvollsten ist.
Basissubstanzen ätherische Öle i. Tropfen

Gesichtsdampfbad:	2 l Wasser	3 – 5
Gesichtskompresse:	2 l Wasser	4
Gesichtsöl:	50 ml Pflanzenöl	10 – 15
Körperöl:	100 ml Pflanzenöl	20 – 25
Haarwasser/Spülung:	500 ml Wasser	10
Haarshampoo:	250 ml Shampoo	10 – 15
Haarkuren:	50 ml Pflanzenöl	10
Pflegecremes:	50 ml Creme	10 – 15
Heilsalben:	50 ml Salbe	30 – 40

Rezepte Gesichtsdampfbad

(Mengenangaben ätherischer Öle in Tropfen, 1 l heißes Wasser).
- Akne, Pickel: 2 Lavendel, 1 Zitrone, 1 Bergamotte
- Entzündete Haut: 2 Blaue Kamille, 1 Rose
- Reife Haut: 2 Vetiver, 1 Neroli

Gesichtswässer

Alle Zutaten in einer dunkelbraunen Flasche gut schütteln.
Ätherische Öle vorher in 1 TL 90%igem Alkohol/Weingeist
auflösen, dann einrühren (Mengenangaben ätherischer Öle
in Tropfen).
- Schönheits und Wohlfühlwasser: 100 ml Neroli-Hydrolat,
  5 Rosengeranie, 5 Linaloeholz, 5 Lavendel
- Reinigungswasser: 100 ml Hamameliswasser oder Myrte-
  Hydrolat, 20 Tropfen ätherische Öle: Minze, Basilikum,
  Wacholder, Myrte, Zitrone oder Teebaum (bei unreiner
  Haut)
- Aknewasser: 100 ml Hydrolat, 7 Lavendel extra, 5 Tee-
  baum, 5 Kamille blau, 1 Thymian
- Tonisierendes Reinigungswasser: 450 ml Brunnenwasser,
  10 ml Apfelessig, 20 Minze, 20 Wacholder
- Rasierwasser: 100 ml Hamamelis-Hydrolat, 5 Rosenholz,
  5 Linaloeholz, 7 Litsea, 1 Neroli, 2 Vetiver

Rezepte Gesichtsöle

(Mengenangaben ätherischer Öle in Tropfen, 50 ml Pflan-
zenöl)
Empfohlenes Basisöl für alle Hauttypen: Jojobaöl plus Vit-
amin-E-Öl (1%)
- Normale Haut: 10 Lavendel, 8 Geranie, 4 Rose
- Trockene Haut: 10 Sandelholz, 3 Geranie, 5 Ylang-Ylang,
  3 Linaloeholz
- Fettige Haut: 10 Bergamotte, 5 Orange, 5 Geranie
- Entzündete Haut: 10 Blaue Kamille, 10 Lavendel
- Reife Haut: 10 Lavendel, 5 Weihrauch, 5 Neroli

Rezepte Körperöle

(Mengenangaben ätherischer Öle in Tropfen, 100 ml Basisöl)
- Normale Haut: 10 Rose, 10 Lavendel, 10 Bergamotte
- Fettige Haut: 10 Zypresse, 10 Zeder, 10 Weihrauch
- Gereizte Haut: 15 Röm. Kamille, 5 Rose, 15 Geranie
- Neurodermitis: 10 ml Aprikosenkernöl, 10 ml Johannis-
  krautöl, 5 ml Avocadoöl, 5 ml Traubenkernöl, 2 Neroli,
  4 Lavendel, 2 Melisse i. Jojoba, 3 Jasmin, 2 Patchouli,
  4 Narde

Haarwässer

(Mengenangaben ätherischer Öle in Tropfen). Alle Zutaten in
einer dunkelbraunen Flasche gut vermischen. Ätherische Öle
vorher in 1 TL 90%igem Alkohol/Weingeist auflösen, dann
einrühren.
- Schuppen oder fettiges Haar: 450 ml Brunnenwasser,
  50 ml Apfelessig, 10 Lavendel, 10 Teebaum oder Muskatellersalbei
- Seborrhöe, Haarausfall: 250 ml Brunnenwasser, 250 ml
  Aloe-Vera-Gel, 15 Muskatellersalbei, 10 Rosmarin, 5 Teebaum
- Nervöse Kopfhaut/Hautjucken: 100 ml Melissen-Hydro-
  lat, 3 Röm. Kamille, 5 Muskatellersalbei, 5 Lavendel, 1
  Rose, 3 Zeder
- durchblutungsfördernd: 100 ml Rosmarin-Hydrolat,
  5 Rosmarin, 7 Limette, 5 Cajeput

Haaröle, Haarkuren

(Mengenangaben ätherischer Öle in Tropfen, 50 ml Pflanzenöl)
- Normales, dunkles Haar: 10 Lavendel, 10 Zeder oder Linaloeholz
- Normales, helles Haar: 15 Röm. Kamille, 5 Bergamotte
- Fettiges Haar: 8 Bergamotte, 8 Zypresse, 8 Lavendel
- Schuppen: 15 Teebaum, 5 Rosmarin
- Trockenes Haar: 15 Lavendel, 5 Geranie
- Haarausfall: 10 Rosmarin, 10 Salbei
- Sprödes Haar/Spliss: 20 Lavendel, 10 Tea-Tree

Parfüms selbst kreieren

Viele der Düfte, die in diesem Buch genannt wurden, sind Bestandteile der vielfältigsten Parfüms, die Sie sich kaufen können. Nur: diese Parfüms sind mit sehr wenigen Ausnahmen aus synthetischen Düften komponiert. Und synthetische Düfte führen möglicherweise zu Allergien. Machen Sie sich doch Ihr eigenes, individuelles Parfüm aus ätherischen Ölen. Ein Parfüm, das Ihre Ausstrahlung verstärkt oder Ihr emotionales Wohlbefinden verbessert! Dazu können Sie nun aus dem vollen schöpfen: Wählen Sie die Düfte aus, die Ihnen am meisten zusagen, und mischen Sie diese (zum Mischen kommen wir im nächsten Kapitel). Möchten Sie sich lebendiger oder ruhiger fühlen, eine erotische oder eine klare Ausstrahlung haben? Dann suchen Sie sich die entsprechenden Düfte aus.

Das Parfüm muß, wie alle anderen Anwendungen, gestreckt werden. Geben Sie keine puren ätherischen Öle auf die Haut! Am besten ist eine Basis aus Jojobaöl, das nicht ranzig werden kann, oder reinem Weingeist, wenn Sie den leicht alkoholartigen Duft mögen. Verlieren Sie sich nicht in zu vielen Düften, sondern bleiben Sie bei einer kleinen Auswahl, bei maximal 5 – 8 ätherischen Ölen. Geben Sie jeweils 1 Tropfen jedes Duftes in eine leere Flasche, vermischen den Inhalt und prüfen Sie, wie der Duft Ihnen gefällt. Und nun geben Sie den Duft oder die Düfte dazu, die Ihnen fehlen. Zum Schluß mit Jojobaöl oder Weingeist auffüllen und 2 – 3 Wochen ruhen lassen.

Natürlich können Sie Ihr Parfüm auch in Bodylotions oder Gesichts-/Körperöle geben und damit auch den Raum beduften und sich so immer von Ihrem Lieblingsduft begleiten lassen.

Mischen Sie 30 ml Weingeist/Jojobaöl mit 40 – 60 Tropfen ätherische Öle.

Ätherische Öle für das Haus ...

Die desinfizierende und reinigende Wirkung der ätherischen Öle kann im Haushalt sehr erfolgreich eingesetzt werden. Sie wirken nicht nur gründlich, sondern duften auch noch gut: In der Waschmaschine (letzter Spülgang, Lavendel), zum Desinfizieren von Windeln (Teebaum), beim Reinigen der Spüle und des Bades – Brutstätten für Keime und Pilze – (Zitrone, Rosmarin, Lemongras), zum Beduften der Wäsche beim Bügeln (1 – 2 Tropfen Lavendel oder Linaloeholz ins Dampfbügeleisen), bei der Pflege von Holz (Zitrone in Verbindung mit Jojobaöl), gegen Parasiten in Holzmöbeln (Zedernholz mit Leinöl).

Ameisen und andere Insekten flüchten bei Teebaumöl und Eukalyptus, ohne getötet zu werden. Schimmelpilz kann durch Ravensara oder Teebaumöl bekämpft werden. Motten fallen Kleider nicht an, wenn der Schrank mit Zedernholz oder Kampfer oder Lavendel (einige Tropfen auf ein Tuch oder Stück Holz) beduftet ist.

... und in der Küche

Zahlreiche Aromas, Kräuter und Gewürze, die Sie beim Würzen und Verfeinern von Speisen, Dressings, Soßen oder Getränken nehmen, haben wir hier als ätherische Öle kennengelernt. Und damit sind wir bei der letzten Möglichkeit, die Düfte der Natur zu nutzen, angekommen. Stark gestreckt (30 ml Oliven-/Sonnenblumenöl und 10 Tropfen ätherische Öle) können Sie sich die Öle von Basilikum, Majoran, Kümmel, Estragon, Salbei, Rosmarin etc. als Würzmittel selbst herstellen. Dann haben Sie beispielsweise im Winter frisches Basilikum im Haus. Oder machen Sie selbst noch Marzipan – dann nehmen Sie Rosenöl, was manchen Süßspeisen eine sehr aparte Note gibt!

... und im Garten

Gegen eine Vielzahl von Schädlingen können ätherische Öle wie Lavendel, Geranie oder Teebaum im Gießwasser oder zum Sprühen genommen werden (1 – 2 Tropfen auf 1 Liter). Grundsätzlich regen Blütenöle die Pflanzen bei gelegentlicher Anwendung zu stärkerem Wachstum an und stärken deren Widerstandskräfte.

... und für Haustiere

Verletzungen, Ekzeme, Abszesse oder Parasiten bei Haustieren lassen sich genauso wie beim Menschen mit den entsprechenden ätherischen Ölen in Pflanzenölen oder Salben heilen. Flöhe und Zecken können durch Bäder oder Einreibung des Felles mit Lavendel, Teebaum und Eukalyptus vertrieben werden.

Mischungen herstellen

Das Geheimnis einer möglichst tiefen und umfassenden Wirkung ätherischer Öle sind ihre Mischungen. In einer Mischung von wirkungsgleichen Ölen wird immer der Effekt erzielt, daß diese aufgrund der vielen Inhaltsstoffe der verschiedenen Öle eine synergistische Wirkung entfalten. Synergistisch heißt, daß die Wirkungen weitaus stärker und eben umfasssender sind als die einzelnen Wirkungen der benutzten Düfte. So wirkt die Mischung von Lavendel, Rose und Sandelholz entspannender als jedes einzelne Öl. Das trifft insbesondere für Duftmischungen in der Duftlampe, den Duftstein, den Duftventilator oder – diffuser – also bei Raumbeduftung zu, aber auch für das duftende Aromabad und das Parfüm.

Ein Grundsatz der Aromatherapie ist, daß nicht mehr als 3 Öle gemischt werden sollen, da sich sonst die Wirkungen aufheben könnten. Es ist kein Muß, 3 Öle zu nehmen. Wenn Sie nur 2 Düfte nehmen wollen, geht das natürlich auch. Hier gilt es, sich nicht anfänglich zu überfordern, sondern spielerisch zu bleiben.
Solange es um die Wirkungen auf Geist, Psyche und Nerven geht, können Sie jegliche im Buch genannten Öle miteinander mischen. Sie könnten beispielsweise eine Mischung herstellen, die nervenberuhigend, entspannend und kreativitätsanregend ist. Dazu nehmen Sie die Öle Lavendel, Orange und Jasmin.
Sie sollten aber beispielsweise keine nervenanregenden und beruhigenden und mental stimulierenden Öle mischen – das sind Gegensätze in der Wirkung. Da weiß Ihr Nervensystem nicht, was Sie wollen, und kann mit Nervenreizung und Kopfschmerz reagieren.

Nun stellt sich die Frage nach der Menge. Diese wird durch
die Duftintensität gelöst, und meistens wird auch der Preis
eine Rolle spielen. Schauen Sie sich zunächst die Tabelle
»Duftstärke« an: Sie werden drei Klassen finden. Die Klasse
der stark duftintensiven Öle bedeutet Ihnen, daß Sie davon
sehr wenig Öl nehmen sollten, wohingegen von der Klasse
der schwach duftintensiven Öle mehr genommen werden
kann.

Eine generelle Lösung oder Rezeptur gibt es nicht, denn alle
Düfte haben individuelle Duftintensitäten und verhalten sich
in Mischungen untereinander sehr verschieden. Also bleibt
nur eines: ausprobieren. Geben Sie von jedem Öl einen
Tropfen in eine leere Flasche, gut verschütteln, riechen. Und
jetzt das, was Ihnen fehlt, dazufügen. Manchmal kann ein
duftintensives Öl fast nicht mehr durch andere Düfte über-
deckt werden, oder es fällt schwer, eine harmonische Duftmischung herzustellen. Daher sind Öle wie Pfefferminze,
Verbena, Vetiver, Jasmin, Eisenkraut behutsam einzusetzen.
Ähnlich duftende Öle oder solche, die aus der gleichen
Gruppe stammen, lassen sich immer gut mischen, so z. B. die
Öle der Zitrusfrüchte oder der Heilpflanzen oder der Wurzeln
und Hölzer. Sofern die Öle nicht vom Duft so verschieden
sind, daß es zu einem undefinierbaren Gebräu (Beispiel:
Minze, Rose, Wacholder) wird, können eigentlich alle mit-
einander gemischt werden. Hier sind Ihrer Kreativität keine
Grenzen gesetzt.

Sie können schon mit wenigen Ölen eine Vielzahl verschiedenster Mischungen herstellen. Um eine harmonische Duftmischung herzustellen, sind auch die Duftnoten zu beach-
ten, also die sogenannte Kopf-, Herz- und Fußnote. Sind in
der Mischung diese drei Ebenen in der optimalen Menge gemischt, entfalten sich die einzelnen Düfte als ein einziger
Duft und nicht als mehrere Düfte. Generell können Sie das

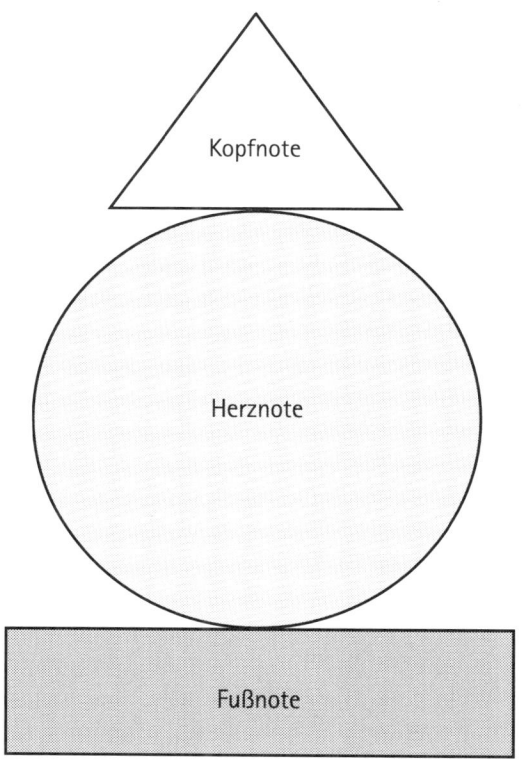

Klassisches Mischungsverhältnis

so gestalten, daß Sie wenig Kopfnote, viel Herznote und wenig Fußnote nehmen.
Die Fußnoten hindern die Herznoten, sich zu schnell aufzulösen, die Herznoten wiederum dämpfen die schnellverflüch-
tigenden, spritzigen Kopfnoten.

Duftnoten

Kopfnote (Topnote)	**Herznote** (Mittelnote)	**Fußnote** (Basisnote)
Bay	Basilikum	Angelikawurzel
Bergamotte	Bohnenkraut	Benzoe
Cajeput	Fenchel	Cassia/(Zimtblüte)
Citronella	Geranie	Eichenmoos
Eisenkraut	Immortelle	Jasmin
Nadelhölzer	Kamille	Myrrhe
Fichtennadel	Kardamom	Narde
Kampfer	Koriander	Patchouli
Kiefer	Kümmel	Rose
Latschenkiefer	Lavendel	Sandelholz
Lemongras	Linaloeholz	Vetiver
Limette	Majoran	Weihrauch
Litsea	Melisse	Ylang-Ylang
Mandarine	Muskatellersalbei	Zedernholz
Minze	Myrte	Zimtrinde/-blatt
Myrte	Neroli	
Orange	Petitgrain	
Pampelmuse	Schafgarbe	
Rosmarin	Wacholder	
Salbei	Zypresse	
Tea-Tree		
Thymian		
Zirbelkiefer		
Zitrone		

Was Sie dazu brauchen, sind von jeder Duftnote einige Öle. Welche Öle in die einzelnen Duftnoten gehören, zeigt Ihnen die obige Tabelle. Kopfnoten sind meist spritzige, frische Düfte (Zitrusfrüchte, Nadeldüfte), die sich innerhalb kurzer

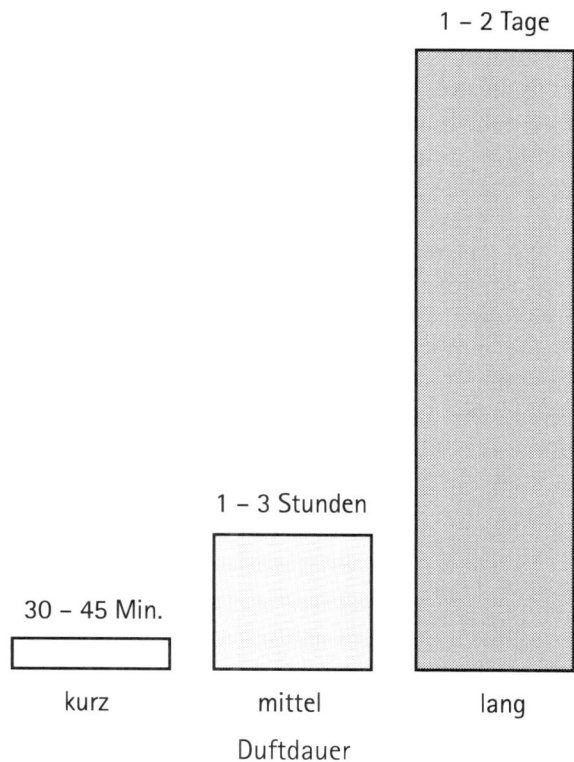

1 – 2 Tage

1 – 3 Stunden

30 – 45 Min.

kurz   mittel   lang

Duftdauer

Zeit auflösen (30 – 45 Minuten). Herznoten sind vorwiegend blütige, warme Düfte (Blüten), die sich mittelschnell auflösen (1 – 3 Stunden). Fußnoten sind alle Wurzel-, Holz- und Harzöle, die intensiv duften und sich nur sehr langsam auflösen (1 – 2 Tage). Verbindende Düfte wie Lavendel, Bergamotte, Geranie, Rose, Sandelholz und Zeder erlauben nicht nur anderen Düften, sich besser zu entfalten, sondern unterstützen sie sogar. Sie sollten als größte Menge in einer Mischung eingesetzt werden.

Klassisches Mischungsverhältnis

Darüber hinaus können Mischungen, die zur Massage, Kosmetik und dem hautpflegenden Aromabad mit ätherischen Ölen kombiniert werden, verschiedene Zustände gleichzeitig lindern helfen. Also ein Aromabad, das entspannend, hautpflegend und nervenstärkend wirkt. Oder ein Gesichtsöl, das wirksam für trockene Haut, Ekzeme und Hautunreinheiten ist. Ebenso vorstellbar ist eine Inhalation, die Öle enthält, die nicht nur schleimlösend auf die Atemwege wirken, sondern auch solche, die nervenberuhigend wirken oder zusätzlich entzündungshemmend.

Dazu suchen Sie sich die Öle, die solche Wirkungen haben, und prüfen, ob Sie vom Duft zusammenpassen, und entscheiden über die Menge der Öle aufgrund ihrer möglichen Hautirritation und Duftintensität. Das mag anfänglich verwirrend sein, doch ist die Erfahrung sämtlicher Anwender, daß sich durch häufiges Ausprobieren immer mehr Sicherheit und Routine einstellt. Nochmals: Seien Sie spielerisch, erfinden Sie ihre eigenen, individuellen Duftmischungen. Nichts wirkt belebender, als kreativ zu sein ...

Auswahlschema für Duftmischung

	Kopfnote	Herznote	Fußnote
Düfte			
1			
2			
3			
4			
5			

Auswahlschema für Mischungen ätherischer Öle

Name   1   2   3   4   5   6

Wirkung auf
Haut
_____

Gewebe
_____

Organe
_____

Nervensystem
_____

Hormonsystem
_____

Psyche
_____

Geist
_____

Mischung:
_____

Duftstärke

schwach	mittel	stark
Bergamotte	Angelikawurzel	Basilikum
Bohnenkraut	Geranie	Benzoe
Cajeput	Johanniskraut	Citronella
Eukalyptus	Kamille, Röm.	Eichenmoos
Fenchel	Kümmel	Eisenkraut
Kampfer	Lavendel	Jasmin
Kardamom	Muskatellersalbei	Kamille, Blaue
Kümmel	Myrte	Koriander
Limette	Neroli	Lemongrass
Linaloeholz	Rosmarin	Litsea
Majoran	Salbei	Melisse
Mandarine	Schafgarbe	Minze
Nadelhölzer	Wacholder	Myrrhe
Orange	Zirbelkiefer	Narde
Pampelmuse		Patchouli
Petitgrain		Rose
Tea-Tree		Sandelholz
Zitrone		Thymian
Zypresse		Vetiver
		Weihrauch
		Ylang-Ylang
		Zeder
		Zimt

Ausklang

Wenn Sie sich jetzt nach so vielen Informationen mit den ätherischen Ölen beschäftigen wollen, sollten Sie die Fehler der meisten Anfänger vermeiden: Zu viele Öle zu oft anzuwenden!
Unser Riechsinn ist sehr sensibel, auch wenn wir ihn aufgrund häufiger unangenehmer Gerüche unserer heutigen Zeit fast ausgeschaltet haben. Er reagiert immer noch und wird durch das Anwenden ätherischer Öle wieder stärker. Also beginnen Sie mit möglichst geringen Dosierungen, sei es in der Duftlampe im Wohnzimmer, dem Duftstein auf Ihrem Schreibtisch, der hautpflegenden Duftmischung im Bad oder der Parfümierung Ihrer Kosmetik. Sie können immer noch einige Tropfen bei der nächsten Anwendung dazugeben, aber keine Öle aus dem Badewasser herausnehmen!

Beduften Sie sich nicht ständig mit hohen Dosierungen – ständig eine Duftlampe im Gebrauch zu haben ist übertrieben. Und in jedem Raum der Wohnung einen anderen Duft zu verbreiten führt zu einer Vermischung der einzelnen Düfte und kann das Nervensystem überfordern.
Wenn Sie nicht allein leben und arbeiten, werden Sie, was unvermeidlich ist, auch die Reaktionen Ihrer Mitmenschen, Ihres Partners berücksichtigen müssen. Der oder die müssen nicht unbedingt Ihren Lieblingsduft auch mögen. Hier heißt es, sich abzustimmen und von allen akzeptierte Düfte nehmen. Die Erfahrung zeigt, daß diejenigen, die anfänglich zögerlich oder ablehnend waren, lediglich wegen der starken Wirkung der Düfte so reagierten. Und alle, die sich einmal mit den Düften befaßten, konnten sich später nicht mehr vorstellen, ohne Düfte zu leben.

Nun werden Sie sich auch fragen, wo Sie die besten oder zumindest Öle von guter Qualität bekommen. Leben Sie in einer Großstadt, werden Sie bestimmt spezielle Duftläden,
Buchläden (spezialisiert auf Esoterik), Apotheken, Drogerien
oder Naturkostläden finden, die ätherische Öle führen.
Verfallen Sie nicht der reizvollen Verführung, in großen
Kaufhäusern oder auf Wochenmärkten Billigstangebote zu
kaufen. Hier finden sich leider immer wieder gepanschte
oder gestreckte Öle.
Für den Fall, daß Sie keine Öle in Ihrer Stadt finden, können
Sie diese auch bei Versandfirmen bestellen. Einige Firmen,
die gute ätherische Öle versenden, werden im Anhang genannt. Alle diese Firmen bieten auch Duftlampen und Duftsteine an, gelegentlich auch Duftventilatoren.
Für diejenigen, die sich ausgiebiger mit dem Thema Aromatherapie und Raumbeduftung beschäftigen möchten, sei es
für die eigene Anwendung oder eine therapeutisch-heilende
Tätigkeit, werden Ihnen einige Fachbücher im Anhang genannt.

Nach allem, was hier über die vielfältigen Wirkungen der
ätherischen Öle gesagt wurde, fehlt noch, das Wichtigste an-
zumerken: Düfte der Natur erinnern uns häufig an längst
vergessene Momente in der Natur, verbinden uns mit der für
unser Wohlbefinden wichtigen Natur, sie machen uns
schrittweise wieder ausgeglichener. Viele der Düfte erzeugen
im Menschen Freude. Und damit haben Sie die Grundlage
für ein harmonisches, gesundes Leben.

Anhang

Bezugsquellen

Amyris, Weinstraße 22, D-74343 Sachsenheim 5
Bergland Pharma, Postfach 1132, D-87751 Heimertingen,
    Fax 08335-982119
Primavera GmbH, D-87477 Sulzberg, Fax 08376- 80839
Neumond GmbH, Mühlfelder Str. 70, D-82211 Herrsching,
    Fax 08152-5576
Biofit Naturprodukte, Saarlachstr. 80, A-5020 Salzburg, Fax
    0662-4363836
Ayus, Weinstraße 60, D-77815 Bühl, Fax 07223-901383
Secret Emotion GmbH, Bergiusstr. 3, D-22765 Hamburg, Fax
    040-3900586
Heuschrecke GmbH, Krefelder Str. 18, D-50670 Köln, Fax
    0221-393783
Firma Zaubergarten, Samtgasse 5, A-4240 Freistadt, Fax
    07942-7780024

Duft-Licht-Objekte

Primavera Light GmbH, s. o.
Ayus, s. o.
Neumond GmbH, s. o.

Fachzeitschrift

F.O.R.U.M., Mäuselweg 29, D-81375 München

Weiterführende Fachliteratur

Davis, Patricia: Aromatherapie von A-Z, Knaur
Fischer-Rizzi, Susanne: Himmlische Dürfte, Hugendubel
    München
Keller, Erich: Das große Praxisbuch der Aromakunde, Ari-
    ston
Keller, Erich: Düfte bewußt erfahren und nutzen, Scherz
    München
Keller, Erich: Das Handbuch der ätherischen Öle, Goldmann
    München
Valnet, Jean: Aromatherapie, Heyne München

Weitere Titel der ECON-Reihe Esoterik & Leben

Ursula und Wulfing von Rohr
Das neue I Ging *TB 19000-8*

Wulfing von Rohr/Gayan S. Winter
Zauber des Tarot *TB 19001-6*

Pearl
Die Engel sprechen zu Dir *TB 19002-4*

Ursula von Rohr
Edelsteine für Frauen *TB 19003-2*

Iris Bleek
Botschaften der Seele *TB 19004-0*

John Starr
Die Bedeutung deiner Hand *TB 19006-7*

Wulfing von Rohr
Karma und Reinkarnation *TB 19007-5*

Petra Kandelsberger/Annemarie Claucig
Bachblüten *TB 19008-3*

Daniel Jacobs
Das Geheimnis der Zahlen *TB 19009-1*

Azlan White/Wulfing von Rohr
Mondkraft *TB 19010-5*

Ursula und Wulfing von Rohr
Meditation *TB 19011-3*

ECON ESOTERIK & LEBEN

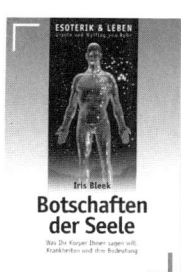

Botschaften der Seele

Iris Bleek
Botschaften der Seele
Was Ihr Körper Ihnen sagen will: Krankheiten und ihre Bedeutung
96 Seiten, TB 19004-0

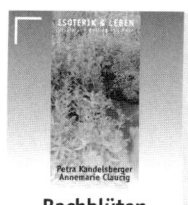

Bachblüten

Petra Kandelsberger/ Annemarie Claucig
Bachblüten
Selbstheilung für die Seele
96 Seiten, TB 19008-3

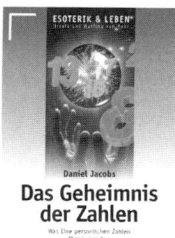

Das Geheimnis der Zahlen

Daniel Jacobs
Das Geheimnis der Zahlen
Was Ihre persönlichen Zahlen Ihnen verraten
96 Seiten, TB 19009-1

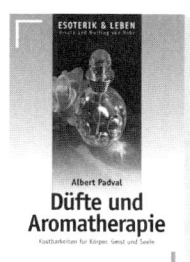

Düfte und Aromatherapie

Albert Padval
Das Geheimnis der Düfte
Aromatherapie als Weg zur Harmonie
96 Seiten, TB 19005-9

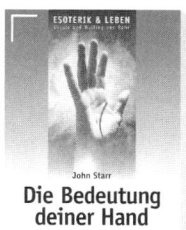

Die Bedeutung deiner Hand

John Starr
Die Bedeutung deiner Hand
Eine systematische Anleitung zum Handlesen
128 Seiten mit zahlr. Abbildungen
TB 19006-7

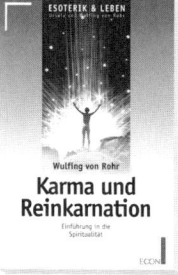

Karma und Reinkarnation

Wulfing von Rohr
Karma und Reinkarnation
Einführung in die Spiritualität
128 Seiten, TB 19007-5

ECON TASCHENBÜCHER

ECON

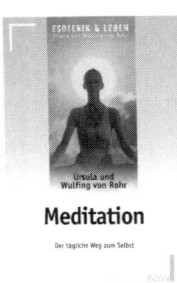
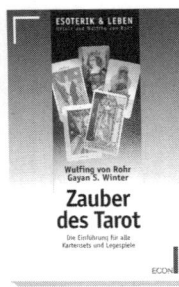
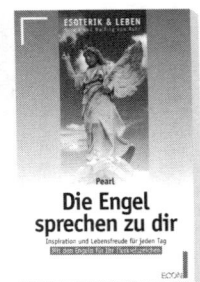
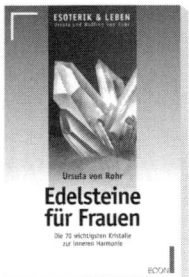
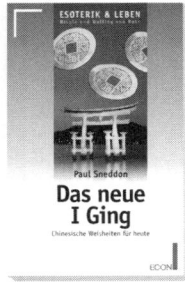
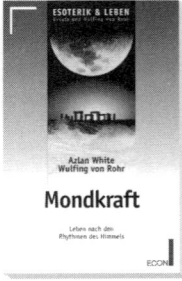
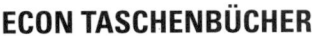
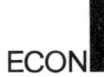